Os segredos do Doutor Gourmet

Como se alimentar com saúde e muito sabor

Dr. Daniel Magnoni

Os segredos do Doutor Gourmet

Como se alimentar com saúde e muito sabor

MATRIX

Direitos em língua portuguesa para o Brasil:
Matrix Editora - Tel. (11) 3868-2863
atendimento@matrixeditora.com.br
www.matrixeditora.com.br

Capa:
Daniela Vasques

Diagramação:
Alexandre Santiago

Revisão:
Lilian Brazão
Adriana Parra
Mariana Munhoz

Dados Internacionais de Catalogação na Publicação (CIP)
SINDICATO NACIONAL DOS EDITORES DE LIVROS, RJ.

Magnoni, Daniel
Os segredos do doutor Gourmet : como se alimentar com saúde e muito sabor / Daniel Magnoni. - 1.ed. - São Paulo : Matrix, 2012.

1. Nutrição. 2. Saúde - Aspectos nutricionais. 3. Hábitos alimentares. 4. Qualidade de vida. I. Título.

12-4524.

CDD: 613.2
CDU: 613.2

MATRIX

Agradecimentos

Grupo de Profissionais de Nutrição

Anna Castilho
Christiane Castro
Cristiane Kovacs
Fernanda Di Cunto
Fernanda Saccoletto
Jéssica Sillas
Joyce Vitor da Silva
Lillian de Carla Sant'Anna
Marilia Meira Zagato
Milene Torres
Priscila Moreira
Priscila Y. Monomi
Rafael Bruno Ferreira do Amaral
Renata Alves
Renata Ferreira Alves
Rodrigo Oliveira
Silvia Cristina Ramos
Tanise Amon

Grupo Médico

Antonio Carlos Campos
Celso Cukier
Flavia Garita
Lenilsom Moreira Filho
Telma Sigolo Roberto

Grupo Familiar

Claudia Guerra
Deborah Magnoni
Eliana Magnoni
Elisa Magnoni (*in memorian*)
Elza Cestaria Magnoni
Maria Helena Sangiuliano
Marianna Magnoni
Severino Magnoni (*in memorian*)

Apoio Estratégico e em Editoria

Antoninho Rossini (Jornalista) – Target Assessoria em Comunicação

Instituições de Apoio

Equipe de Nutrição do Hospital do Coração – HCor

Equipe de Nutrição do Instituto Dante Pazzanese de Cardiologia – SP

Equipe de Nutricionistas do Instituto de Metabolismo e Nutrição – IMeN

Apresentação

Os Segredos do Doutor Gourmet nasceu da observação diária de que existe uma grande necessidade de aliar gastronomia e prazer na alimentação com critérios científicos e corretos da nutrição saudável. Os princípios básicos que orientam todas as considerações dos textos desta obra seguem os preceitos de **sabor e saúde**, para integrar os sentidos e conscientizar sobre nutrição e alimentação correta.

O homem interage com os alimentos desde sempre. A alimentação deu origem à medicina e ao convívio familiar e tribal.

Em todos os registros sobre as diversas tribos que vagavam pelas savanas e florestas africanas, locais identificados com o berço da espécie humana, existiam indivíduos dedicados à guerra, à caça e aos cuidados gerais nas aldeias incipientes.

Certamente a dedicação ao preparo dos alimentos conduzia à identificação de diferentes tipos de chás relacionados com curas ou melhora de doenças. De forma semelhante, maneiras de manipular os alimentos criavam refeições mais prazerosas ou com melhor capacidade de resistir às contaminações. Nasciam, nesses momentos, os cozinheiros e os profissionais da saúde.

Com o tempo houve aprimoramento das técnicas de culinária, apareceram os métodos de conserva e refrigeração, surgiram temperos e fortificantes nutricionais, a alimentação se transformou em produto do consumo diferenciado, incrementando relacionamentos comerciais, sociais e culturais.

Como forma de ampliar o mercado consumidor e responder às expectativas de saúde e sabor, a indústria alimentícia começou a estabelecer parcerias estratégicas com produtores de nutrientes:

fortificando os alimentos e criando a associação de alimentação e saúde, surgem os alimentos funcionais, complexos minerais e de vitaminas.

A alimentação percorre caminhos estreitos entre a nutrição e a gastronomia, desaparecem os conceitos de alimentação abundante e de "quanto mais melhor", surgem os conceitos de nutrição e opções saudáveis, escolas de pensamento nutricional criam as escolhas inteligentes e a funcionalidade na alimentação.

Aparecem os vilões do *fast-food*, alimentos transgênicos, corantes, acidulantes, edulcorantes, sais dietéticos, adoçantes derivados de subprodutos do petróleo e uma série imensa de informações relacionadas com os alimentos consumidos no dia a dia do homem urbanizado.

Na verdade, não podemos seguir regras rígidas na alimentação, devemos seguir o bom-senso e aquilo que a história continuadamente nos ensina.

Por isso, um livro com a chancela **Doutor Gourmet**: para que possamos caminhar em uma trilha comum entre o mundo da culinária, da alimentação saudável e da ciência nutricional.

Ao final, o leitor terá entendido detalhes sobre o que come, poderá pensar em mudanças nutricionais ou procurar, de modo criterioso, redesenhar a sua relação com a alimentação.

Sumário

Abacate

Ao contrário do que se imaginava, as características presentes no abacate (*Persea americana Mill.*), como valor nutritivo, qualidades sensoriais e riqueza em minerais, fazem com que se torne um fruto altamente valioso do ponto de vista comercial. Antes visto como um vilão nos regimes para emagrecimento, o abacate pode, hoje, desde que consumido com moderação, fazer parte da dieta sem culpa.

Pelo sabor de sua polpa pouco açucarada, o abacate pode ser consumido em preparações doces ou salgadas, de acordo com os hábitos e a cultura dos povos das regiões em que é cultivado. Em alguns países da América espanhola e do Oriente, ele é ingerido com sal ou em conserva. Já no Brasil, ele é mais apreciado como fruta madura adicionada de açúcar e mel. Dele também se faz licor.

O abacate é rico em beta-sitosterol, o principal fitosterol encontrado nos alimentos. O beta-sitosterol se mostra interessante no combate ao câncer de próstata, quando reduz os níveis de DHT, uma vez que esse hormônio, ao se ligar aos receptores androgênicos, causa hiperplasia prostática (aumento do número de células na próstata) e possibilita o aparecimento do tumor.

Em 100 g de abacate consumimos, aproximadamente, 75,3 mg de fitosteróis. No entanto, é necessária a ingestão de 2 g/dia de fitosteróis para a redução média de 10% a 15% do LDL colesterol. Então, para alcançar tal recomendação com o consumo de abacate, precisaríamos consumir mais de 2,5 kg da fruta por dia, o que representa 4.900 calorias. Assim, a forma mais saudável de atingir a recomendação de fitosteróis é mesclar os vegetais e adicionar uma pequena quantidade de abacate diariamente.

O abacate é também rico em gorduras monoinsaturadas (ácido oleico), substância com possível efeito benéfico e coadjuvante no tratamento de

doenças cardiovasculares, promovendo a redução dos níveis de colesterol. Além disso, nesse fruto as vitaminas lipossolúveis são muito bem representadas, já que geralmente não estão presentes em outras frutas.

Entre todas as frutas, o abacate é a mais rica em glutationa, antioxidante que exerce inúmeras funções fisiológicas, como o metabolismo da vitamina C e a proteção do fígado. Ele contém quantidades significativas das vitaminas A e E, além de antioxidantes, conhecidos por seu poder antienvelhecimento.

GUACAMOLE – a receita famosa

Ingredientes:

- 3 abacates médios maduros
- 1 tomate em cubinhos
- 1/2 cebola picada
- 1 dente de alho picado e amassado com 1/2 colher (chá) de sal
- 1 pimenta-malagueta sem sementes e picada (opcional)
- 1 e 1/2 colher (sopa) de suco de limão
- 2 colheres (sopa) de coentro fresco picado
- pimenta-do-reino

Modo de preparo:

Corte os abacates ao meio, retire a polpa com uma colher e coloque em uma tigela. Adicione os ingredientes restantes e misture até ficar uniforme. Tempere com pimenta a gosto.

Adoçantes

Podemos conviver com o açúcar e o adoçante: o que é bom para alguns pode não ser para outros, e vice-versa! O adoçante é produzido a partir da mistura de algum nutriente com um ou mais edulcorantes – substâncias naturais ou artificiais, responsáveis pelo sabor doce. Sua principal vantagem é ter poucas calorias, mas isso não quer dizer que podem ser consumidos sem critério. São recomendados para dietas especiais, como as de restrição (obesidade e diabetes) e as de emagrecimento.

Sobre o consumo de açúcar refinado, já sabemos que pode causar efeitos indesejáveis, como cárie dental, aumento na produção de insulina, fermentação no sistema digestivo, aumento de peso, entre outros. Além disso, esse tipo de açúcar não possui nutrientes devido ao processo de refinamento. Indivíduos diabéticos devem evitar, além de açúcar refinado, o mascavo, o *light* e até alguns adoçantes dietéticos que levam frutose, sorbitol e manitol.

Para aqueles que realmente não gostam do sabor e não conseguem tomar ou comer nada com adoçante e precisam reduzir as calorias do cardápio, vale experimentar o açúcar *light*. Ele possui um tipo de adoçante em sua composição, a sucralose, que adoça mais que o açúcar refinado e apresenta a mesma caloria.

As opções hoje são diversas. Somos bombardeados com anúncios e rótulos que nos induzem constantemente a substituir o açúcar por adoçantes artificiais no cafezinho, nos biscoitos, nos iogurtes, nas balas, nos sorvetes, nos pães e até em remédios. Saudados como a solução para quem luta contra a balança e não quer abrir mão de uma saborosa sobremesa, os adoçantes fazem parte de uma matemática desigual: nunca foram usados tantos substitutos artificiais para o açúcar e, ao mesmo tempo, o mundo nunca esteve tão gordo.

Em um estudo norte-americano, os cientistas acompanharam a alimentação de 17 ratos divididos em dois grupos. O primeiro recebeu iogurte adoçado com sacarina, enquanto o segundo tinha o alimento acrescido de açúcar. Depois do iogurte, os animais receberam suas dietas normais. Decorridas cinco semanas, o grupo dos ratos que comeram iogurte com adoçante ganharam mais peso se comparados aos que comeram iogurte com açúcar. Mas essa informação não basta para você de repente substituir o adoçante pelo açúcar. O brasileiro já consome, em média, 19% das calorias recomendadas pela Organização Mundial da Saúde (OMS) sob a forma de açúcar, enquanto o máximo seria 10%. Para a Fundação Britânica de Nutrição, o tema requer mais pesquisas, pois o resultado desse estudo ainda não prova que os adoçantes são prejudiciais às dietas dos humanos.

Adoçantes: conheça particularidades e características

Aspartame

O aspartame é um adoçante artificial, de sabor bastante parecido com o do açúcar, obtido a partir de dois aminoácidos naturais, o ácido aspártico e a fenilalanina.

Gestantes e fenilcetonúricos – fenilcetonúria é uma anomalia rara que geralmente é diagnosticada ao nascimento, com o teste do pezinho – não devem consumi-lo. A OMS sugere uma quantidade limite de ingestão de 40 mg/kg de peso/dia. Ele tem um poder adoçante altíssimo, maior que o da sacarose (açúcar comum), mas que se perde quando submetido a altas temperaturas. Portanto, quando for adicionar aspartame em alguma receita, sugere-se que o faça após a retirada do fogo.

Ciclamato

O ciclamato é um adoçante artificial, não calórico, com poder adoçante trinta vezes maior que o da sacarose. Diferentemente do aspartame, apresenta sabor residual amargo e pode ser levado a altas temperaturas, o que permite seu uso em várias preparações. Deve ser

evitado por hipertensos, já que costuma aparecer combinado com sódio. É um adoçante muito utilizado pela indústria, principalmente na produção de refrigerantes dietéticos. A OMS sugere uma quantidade limite de ingestão de 11 mg/kg de peso/dia.

Sacarina

A sacarina é o adoçante artificial não calórico mais antigo que existe. Apresenta um poder adoçante até setecentas vezes maior que o açúcar. Normalmente, vem associada ao ciclamato, pois sozinha, em altas concentrações, tem gosto residual amargo e metálico. Sua maior qualidade é o fato de ser estável a altas temperaturas, podendo ser utilizada em preparações quentes. A OMS sugere uma quantidade limite de ingestão de 5 mg/kg de peso/dia.

Sucralose

Adoçante artificial obtido a partir da cloração da sacarina. Apresenta poder adoçante seiscentas vezes superior ao do açúcar, é resistente às altas temperaturas e não possui sabor residual amargo. Seus efeitos no organismo ainda não são muito conhecidos.

Acessulfame K

Adoçante artificial muito utilizado em bebidas, sobremesas, gomas de mascar e adoçantes de mesa. Com doçura de 180 a duzentas vezes maior que o açúcar, tem sabor residual, mas é considerado seguro por ser estável a altas temperaturas, facilitando e permitindo sua utilização em preparações quentes. A OMS sugere uma quantidade limite de ingestão de 15 mg/kg de peso/dia.

Xilitol, sorbitol e manitol

Adoçante artificial obtido pela redução da glicose (sorbitol), da frutose (manitol) e também da hidrogenação da xilose (xilitol), empregados pela indústria na produção de goma de mascar e balas. A OMS sugere uma quantidade limite de ingestão de 15 mg/kg de peso/dia.

O sorbitol tem poder adoçante similar ao do açúcar e é utilizado na indústria alimentícia por seu potencial de agregação de moléculas, que torna o alimento mais viscoso.

Steviosídeo

Adoçante natural, de origem vegetal, extraído da stévia, planta originária da serra do Amambaí (fronteira entre Brasil e Paraguai), muito consumida no Oriente. Seu poder adoçante é cerca de duzentas a trezentas vezes maior que o da sacarose. Seu uso é totalmente atóxico e seguro ao organismo, porém, é pouco consumido devido ao sabor residual amargo. Pode ser utilizado por gestantes sob orientação médica ou de um profissional nutricionista. A OMS sugere uma quantidade limite de ingestão de 5,5 mg/kg de peso/dia.

Adoçantes em alimentos industrializados: entendendo e conhecendo

Quando for comprar um adoçante, leia o rótulo e conheça o tipo de edulcorante utilizado. Conheça a nova norma e recomendação da Agência Nacional de Vigilância Sanitária (Anvisa) sobre os edulcorantes – RDC 18/8 –, que mostra a redução no limite máximo de uso de sacarina e ciclamato em bebidas e alimentos e a aprovação do uso de três novas substâncias: a taumatina, o eritritol e o neotame.

Essas três novas substâncias têm poder adoçante maior que as atualmente utilizadas e que o açúcar, não produzem sabor residual e não são metabolizadas, ou seja, são eliminadas pelo organismo da mesma forma como são ingeridas. Elas podem ser consumidas por diabéticos, uma vez que não interferem na glicemia. Elas já são produzidas há bastante tempo, mas não têm sido utilizadas pela indústria em função de seu alto custo.

A **taumatina** é um adoçante 100% natural, extraído de uma fruta originária do oeste africano cujo nome científico é *Thaumatococcus daniellii*, com poder adoçante entre 1.300 e 3.500 vezes maior que o da sacarose.

O **eritritol** é um poliálcool duas vezes mais doce que a sacarose. Em doses excessivas, pode causar diarreia.

O **neotame** é o adoçante mais potente que existe, sendo 8 mil vezes mais doce que o açúcar comum. Desenvolvido pela Nutrasweet, a partir da modificação da molécula do aspartame, não apresenta gosto residual e tem sabor agradável. Ao contrário do aspartame, pode ser aquecido, oferecendo ao fabricante de produtos *diet/light* a flexibilidade de desenvolver formulações diversas entre alimentos e bebidas. Apresenta como uma das principais vantagens o fato de estar imune a qualquer restrição de uso, inclusive aos portadores de fenilcetonúria, diabéticos e mulheres grávidas ou lactantes.

Existe ainda a alternativa do **lactitol**, um adoçante que não é metabolizado pelo organismo e tem poder adoçante 40% menor que o do açúcar.

Vale lembrar que os aditivos só poderão ser utilizados pela indústria quando estiverem explicitamente definidos em legislação específica, com suas respectivas funções, limites máximos de uso e categorias de alimentos permitidas.

Perante tantas dúvidas, resta a conclusão: tanto no consumo de açúcar quanto no de adoçantes, a solução ideal parece ser mesmo a boa e velha moderação. Uma opção para quem quer abrir mão de um ou de outro é utilizar a sucralose ou a frutose, tipo de açúcar que tem um poder adoçante muito maior que o da sacarina.

Dicas para consumir adoçantes corretamente

No dia a dia, necessitamos indicar e utilizar os adoçantes. Esse grupo de substâncias industrializadas foi incorporado no universo da gastronomia em um caminho sem volta, por isso, deve ser bem utilizado.

- Evite ingerir em excesso produtos dietéticos, pois são concentrados em adoçantes. Prefira frutas ou doces contendo pouco açúcar.
- Utilize os adoçantes com moderação. Faça um rodízio, consuma vários tipos de adoçantes, desde que autorizados pela legislação.
- Gestantes e lactantes não devem consumir adoçantes artificiais rotineiramente; os médicos podem aconselhar sobre o uso e a fase da gestação em que são proibidos.

- Em crianças obesas, use com moderação e sob orientação do médico ou nutricionista.
- Não utilize aspartame em alimentos quentes, pois além de perder o poder de adoçar ele forma um composto tóxico quando submetido a altas temperaturas.
- Quando for comprar um adoçante, leia o rótulo e conheça o tipo de edulcorante utilizado. Sempre que possível, opte pelos naturais.

Indicações e contraindicações

Edulcorante	Indicações e contraindicações
Acessulfame K	Contraindicado para pessoas com deficiências renais e que necessitam limitar a ingestão de potássio (K). Permitido para diabéticos. Não favorece a formação de cáries.
Aspartame	Contraindicado para fenilcetonúricos.* Contraindicado para gestantes e lactentes. Permitido para diabéticos.
Ciclamato	Contraindicado para hipertensos.
Sacarina	Contraindicado para hipertensos.
Stévia	É totalmente atóxico e seguro para o organismo.
Frutose	Contraindicado para quem está com excesso de triglicérides. Causa cáries.
Lactose	Contraindicado para pessoas com alergia a leite e seus derivados. Pode ter efeito laxativo.
Manitol	Não favorece a formação de cáries. Se consumido em excesso, tem efeito laxativo.
Sorbitol	Doses acima de 70 g/dia têm efeito diurético e laxativo. Não favorece a formação de cáries. Pode ser consumido por diabéticos.
Xilitol	Não favorece a formação de cáries.

Sucralose	Sabe-se que é atóxica à reprodução e ao crescimento infantil. Pode ser consumido por diabéticos.
Maltodextrina	Contraindicado para diabéticos por conter glicose, dextrose e diversos açúcares.

*A fenilcetonúria é uma anomalia rara que ocorre em pessoas cujo organismo é incapaz de metabolizar a fenilalanina (aminoácido existente no leite, carne, pão etc.) e é geralmente diagnosticada após o nascimento, por meio do teste do pezinho. O consumo de aspartame é desaconselhado para gestantes, pois grandes concentrações de fenilalanina no sangue podem causar dano cerebral nos portadores dessa anomalia.

Afrodisíacos

Há milênios existem informações ou relatos que mergulham nas profundezas das sensações que os alimentos provocam no ser humano: reações de prazer e melhora do desempenho sexual. São os afrodisíacos, nome que deriva do grego *aphrodisiakós*, originário de Afrodite, a deusa do amor (Vênus, na mitologia romana). Alimentos afrodisíacos são, pois, todos aqueles que possuem nutrientes que estimulam o apetite sexual, seja pelo aumento da produção de hormônios sexuais ou pela liberação de neuroestimulantes, seja pelo aumento da microcirculação das áreas pubianas. No entanto, até hoje existem poucas explicações científicas para o fenômeno.

Alimentos afrodisíacos com algumas referências na literatura:

- Gengibre: uma colher de café por dia. Sugestão de utilização: tempero de molhos para aves e saladas, batido no suco, mastigação do gengibre cru.
- Pimenta: uma colher de café de molho de pimenta vermelha. Sugestão de utilização: dividir essa quantidade durante as refeições.
- Chocolate: um quadrinho de barra por dia.
- Grão-de-bico: 30 g duas vezes por semana. Sugestão de utilização: comer isoladamente ou com outros alimentos (salada, carnes, arroz).
- Frutos do mar: 30 g duas vezes por semana. Sugestão de utilização: pode ser marisco (cinco unidades), ostras (cinco unidades), vôngole (dez unidades).
- Sardinha: uma unidade duas vezes por semana.

Água

A água é a substância mais abundante no corpo humano, pois chega a representar entre 50% e 65% do peso de um adulto magro. Uma das importantes propriedades da água é a capacidade de dissolver outras substâncias: se percebemos cor, cheiro ou sabor, isso é por causa de líquidos, sólidos ou gases nela presentes, dissolvidos ou não.

A água é o principal constituinte das células humanas e está em todos os processos fisiológicos e bioquímicos que ocorrem em nosso corpo. Ela permite a regulação da temperatura corporal, é responsável pela eliminação de toxinas, por meio da urina e do suor, e representa aproximadamente 95% do plasma sanguíneo que transporta oxigênio e nutrientes até as células. Em pessoas saudáveis, as variações da quantidade de água no corpo surgem durante o crescimento, o aumento ou perda de peso, a gravidez e a lactação. O total de água corporal varia de pessoa para pessoa, sendo esse valor afetado por diversos fatores, como massa muscular e tecido adiposo. Um corpo adulto contém em média 45 litros de água, dos quais, 30 litros circulam dentro das células. Aproximadamente 3 litros circulam como plasma sanguíneo, transportando proteínas e outros nutrientes capazes de penetrar nas paredes capilares. Os demais 12 litros integram o líquido intersticial, que envolve as células e produz a linfa e várias outras secreções. Com exceção do tecido ósseo, no qual a água é mantida encapsulada, existe um intercâmbio permanente de líquidos intracelulares e extracelulares através das membranas das células. O consumo diário para um adulto deve ser em torno de oito copos.

Quanto à prevenção de doenças e ao bem-estar geral, seu papel é:

- hidratar o corpo a partir do interior, contribuindo para que a pele se mantenha saudável, lisa e suave;
- evitar perturbações do trânsito intestinal, como a prisão de ventre;
- ajudar no fortalecimento das defesas naturais;
- prevenir a formação de pedras nos rins e contribuir para a redução do risco de infecções urinárias.

Ela possui nutrientes que ajudam e atuam no organismo humano de forma positiva, como cálcio, potássio, sódio, e magnésio.

- Cálcio: atua na formação de tecidos, age na coagulação do sangue e na oxigenação dos tecidos, além de combater as infecções e manter o equilíbrio de ferro no organismo.
- Potássio: atua associado ao sódio, regularizando as batidas do coração e o sistema muscular, contribuindo para a formação das células. Sua falta pode acarretar diminuição da atividade muscular.
- Magnésio: atua no controle da excitabilidade neuromuscular.

A falta desses sais minerais traz consequências gravíssimas ao organismo, como a desidratação, que pode levar até à morte.

Água mineral também pode ser nutriente

A água mineral é a que brota de fontes do subsolo. Ela costuma ter alguns sais minerais em quantidade um pouco maior que a das residências. Em geral, é potável e pode ser bebida na fonte ou engarrafada – desde que a fonte esteja preservada da poluição e da contaminação ambiental e que o processo de engarrafamento seja feito com higiene.

O consumo de água engarrafada está crescendo firmemente no mundo nos últimos 30 anos. É o mais dinâmico setor de toda a indústria de alimento e bebidas, com crescimento médio anual de 12%, apesar do alto preço, se comparado ao da água de torneira.

Na tabela a seguir há uma comparação entre as principais marcas de água engarrafada sem gás disponíveis no mercado, em que pode ser vista a quantidade de substâncias presentes em cada uma e, assim, pode-se decidir qual a melhor a ser bebida.

Tabela comparativa das marcas de água

Marcas	Danone	Indaiá	Crystal	Minalba	Nestlé
Quantidade	500 ml	500 ml	510 ml	510 ml	510 ml
Nitrato	5 mg	0	0	0,2 mg	0
Bicarbonato	2,51 mg	0,05 mg	122,12 mg	98,57 mg	122,12 mg
Potássio	1,23 mg	0	1,83 mg	0	1,83 mg
Cálcio	1,08 mg	0	6,22 mg	16,88 mg	6,22 mg
Cloreto	0,62 mg	0	0	0,22 mg	0
Magnésio	0,52 mg	0,9 mg	9,06 mg	0	9,06 mg
Sódio	0,34 mg	0,13 mg	22,36 mg	0	22,36 mg
Sulfato	0,1 mg	0	1,2 mg	0	1,2 mg
Bário	0,052 mg	0	0	0,02 mg	0
Fluoreto	0,05 mg	0,01 mg	0,52 mg	0,05 mg	0,52 mg
Fosfato	0	0	0	0	0,75 mg
Lítio	0	0	0	0	0
Estrôncio	0	0	0	0	0
Borato	0	0	0	0	0

Marcas	Schincariol	São Lourenço	Crystal Sport	Pão de Açúcar	Prata
Quantidade	500 ml	300 ml	600 ml	500 ml	500 ml
Nitrato	14,81 mg	0	0	0	0,36 mg
Bicarbonato	194,47 mg	256,65 mg	107,16 mg	12,212 mg	13,21 mg
Potássio	2,01 mg	30,4 mg	2,7 mg	0,183 mg	1,03 mg
Cálcio	39,9 mg	27,24 mg	3,7 mg	0,622 mg	2,34 mg
Cloreto	0	0	1,27 mg	0	0
Magnésio	12,9 mg	11,96 mg	1,05 mg	0,906 mg	0,94 mg
Sódio	0	33,6 mg	35,54 mg	2,236 mg	0,98 mg
Sulfato	10,24 mg	3,3 mg	1,4 mg	0,12 mg	1,4 mg
Bário	0	0	0,119 mg	0	0
Fluoreto	0,038 mg	0,16 mg	0,93 mg	0,052 mg	0,07 mg
Fosfato	0	0	0,7 mg	0,075 mg	0
Lítio	0	0,043 mg	0	0	0
Estrôncio	0	0	0,045 mg	0	0
Borato	0	0	0,14 mg	0	0

Fonte: Pão de Açúcar.

Nas revistas de banca ou mesmo nas especializadas, com frequência observamos indicações de água como hidratante ou coadjuvante no tratamento clínico de diversas doenças. No passado, era comum a prescrição de tratamentos em cidades chamadas "estâncias hidrominerais" ou "estações de águas" para, por meio de um estilo de vida, que incluía muita ingestão de determinadas águas, curar ou melhorar sintomas de doenças crônicas.

A seguir, enumeramos os principais tipos de águas encontrados no mercado, divididos por tipos e indicações. Nos cardápios, conhecendo essas características, poderemos adaptar receitas, melhorando molhos e caldos.

Tipos de Água	Características/Composição
Alcalino-bicarbonatadas	Possuem, no mínimo, 0,200 g/l de bicarbonato de sódio. Indicação relativa: digestivas e diuréticas.
Alcalino-terrosas	Possuem, no mínimo, 0,120 g/l de bicarbonato de cálcio. Indicação relativa: digestivas e diuréticas.
Alcalino-terrosas cálcicas	Apresentam 0,0048 g/l de cálcio.
Alcalino-terrosas magnesianas	Possuem, no mínimo, 0,030 g/l de magnésio. Indicação relativa: laxativas.
Oligominerais	Possuem lítio e/ou flúor.
Ferruginosas	Possuem, no mínimo, 0,005 g/l de ferro. Indicação relativa: anemia.
Sulfatadas	Possuem, no mínimo, 0,100 g/l de sulfato de sódio, potássio ou magnésio. Indicação relativa: laxativas.
Sulfurosas	Possuem, no mínimo, 0,001 g/l de enxofre. Indicação relativa: inalação de vias aéreas.
Radioativas	Fracamente radioativas, contêm radônio. Indicação relativa: analgesia e sedação.

Carbogasosas I	Naturais, formadas em solos com origem vulcânica ou com material orgânico em decomposição. O gás é retirado da água, tratado e reincorporado.
Carbogasosas II	Artificiais, recebem gás alimentício, originário do gás carbônico da atmosfera.

Fontes: *Revista Saúde*, 2007; Dra. Petra Sanches, 2007.

Água: como harmonizá-la com o vinho e a comida?

Quando bebemos vinho, seja um tinto encorpado, seja um branco suave, devemos intercalar as taças com quantidades adequadas de água. No aspecto gastronômico, ela reduz o paladar residual da comida recém-digerida, realça os sabores e aromas dos vinhos e facilita a digestão. A ingestão de água, segundo tratados de medicina, reduz a concentração alcoólica no sangue e nos protege da embriaguez, atenuando também os sintomas da famosa "ressaca" do dia seguinte.

As águas podem ser classificadas nos quesitos: gaseificação, salinidade e mineralidade. Variam em aroma, sabor e harmonização de acordo com a maior ou menor participação de cada quesito de classificação. As águas mais leves, com pouca mineralidade e salinidade, acompanham muito bem os pratos mais delicados e de sabor refinado.

As receitas elaboradas com molhos espessos ou com carnes vermelhas, nas mais variadas preparações, harmonizam com águas minerais de intensa salinidade e moderadamente gaseificadas. As massas e pizzas podem ser acompanhadas de águas com pouco gás e reduzidas em minerais e sal.

Quanto aos vinhos, a harmonização se mescla também com o tipo de alimento ingerido. De forma geral, os vinhos ácidos combinam melhor com águas pouco gaseificadas ou mineralizadas: a forte gaseificação pode intensificar a acidez do vinho, prejudicando seu sabor e paladar. Os vinhos das uvas *chardonnay*, *merlot* e *cabernet* podem ser valorizados com águas de gaseificação e salinidade moderadas. A uva *pinot noir*, por outro lado, pede águas levemente gaseificadas e, dependendo do alimento, salinidade moderada.

As águas com intensa gaseificação, bastante apreciadas no Brasil e consumidas muito geladas, ocupam pouco espaço na harmonização com vinhos, mas agradam ao paladar em climas quentes.

Por fim, as sensações de sabor, aroma e salinidade das águas passam pela individualização do paladar e preferências subjetivas – o importante é utilizá-las sempre, pois valorizam os pratos e complementam qualquer receita gastronômica.

Água de Coco

Além de ser um produto natural e praticamente livre de contaminações, a água de coco vem ganhando espaço no mercado como bebida de vasto potencial comercial por seu baixo teor calórico, considerável valor nutricional e aroma e sabor suaves.

Quanto às características nutricionais, a água de coco apresenta aproximadamente 20 calorias/100 ml e é composta basicamente por água (93%) e açúcares (5%), além de conter sais minerais e vitaminas. Os principais minerais encontrados nessa bebida são sódio, potássio, cálcio, magnésio, manganês, ferro, zinco e cobre. A água de coco contém vitaminas do complexo B e é boa fonte de vitamina C quando o coco ainda está verde. É importante destacar que a composição desse produto varia conforme o processo de maturação do fruto e a composição do solo em que o coqueiro é cultivado. A água de coco é repositora de eletrólitos, sendo utilizada como bebida capaz de combater a desidratação, tanto após a prática de atividade física quanto em quadros de diarreia.

Vantagens da água de coco em relação a outras bebidas usadas por atletas:

- é natural;
- é suficientemente adocicada;
- não causa náuseas;
- não causa sensação de desconforto gástrico.

Devem ser destacados, ainda, seu poder antioxidante e sua capacidade diurética. Porém, em alguns casos especiais (como diabetes, hipertensão e doença renal) seu consumo deve ser controlado devido à presença de sódio, potássio e açúcares.

Vale ressaltar que somente a água do coco contém baixas calorias. O leite ou a polpa da fruta (parte branca interna) têm alto teor calórico. Um pedaço de 100 g de coco equivale a 378 calorias.

Composição nutricional da bebida água de coco (200 ml – 1 copo)

Componente	Quantidade
Valor calórico:	40 kcal
Carboidratos:	10 g
Proteínas:	0 g
Lipídios:	0 g
Colesterol:	0 g
Fibras:	0 g
Potássio:	320 mg
Fósforo:	10 mg
Cálcio:	40 mg
Sódio:	40 mg
Magnésio:	10 mg

Alcachofra

A *Cynara scolymus L.* é uma planta originária do Mediterrâneo, amplamente estudada e usada para diversos fins medicinais. Devido ao poder de sua composição de ácidos fenólicos e flavonoides no combate ao colesterol, tem sido empregada na formulação de fármacos. Um estudo da Universidade Johannes Gutenberg, na Alemanha, indicou que o extrato da folha da alcachofra é um potente agente redutor da pressão arterial e da formação da aterosclerose.

Na gastronomia, a alcachofra é amplamente utilizada em pratos elaborados, conferindo-lhes elegância e requinte. Ela pode ser refogada, associada a molhos, em forma de patês ou até mesmo frita, e o fundo de sua flor é considerada uma iguaria.

Em Roma, um dos mais procurados e clássicos pratos com alcachofra é o clássico *Carciofi Alla Giudia*: feito com alcachofras de tamanho médio, elas são previamente temperadas com óleo de oliva, um pouco de sal e pimenta-do-reino. Após algumas horas, elas são fritas por imersão e servidas imediatamente. São intensamente crocantes e funcionam como ótima entrada.

Alecrim

Rosmarinus officinalis é o nome científico dessa planta oriunda de climas mais secos, principalmente da Europa. Suas propriedades benéficas têm sido pesquisadas e, atualmente, fala-se muito da extração de dois de seus ácidos constituintes, o ursólico e o carnósico, e de seu efeito antioxidante, além da sua utilidade na conservação de alimentos.

Mas é claro que não poderíamos nos esquecer de sua aplicação culinária, e, já que a Europa é um dos grandes berços gastronômicos, repletos de sabores, o alecrim participa na formulação de óleos e no enriquecimento das características organolépticas de carnes vermelhas, como a de carneiro.

Essa erva aromática, na Itália chamada de *rosmarino*, também ressalta o sabor dos alimentos durante a cocção, principalmente de vegetais e sopas, e pode ser adicionada à massa de pães durante o seu preparo. Na França, é item crucial para o preparo de peixes e na decoração de pratos – os quais utilizam tanto os ramos quanto as folhas, que devem ser retirados no início da refeição.

Seu sabor, presente em nossa memória gustativa, já alimenta ações de formulação em alimentos industrializados. Inúmeros caldos prontos e pós-preparados para tempero, recentemente lançados na Europa, colocam o *rosmarino* como a alavanca principal de sopas, temperos de aves e outras carnes.

Alho e Cebola

Relatos sobre o uso do alho e da cebola são bem antigos. Suas primeiras referências foram citadas em tabuletas de barro da Suméria, datados de 2600-2100 a.C., e eram utilizados como alimentos, temperos e para o tratamento de algumas doenças. Os antigos egípcios registraram no *papiro de Ebers* (aproximadamente 1550 a.C.) mais de oitocentas fórmulas terapêuticas baseadas nesses vegetais, das quais 22 mencionavam o uso para o tratamento de problemas do coração.

Na verdade, todas as fórmulas nutricionais relacionadas à cura de doenças esbarram na validação científica. Certamente, os nutrientes dos alimentos, principalmente os fitoquímicos, possuem ações de prevenção das doenças – no entanto, não devemos confundir alimentos adequados com terapia específica de doenças já estabelecidas.

Alho na gastronomia e na nutrição: onde moram os fatos?

Estudos científicos sobre o alho identificaram a presença de vários compostos terapêuticos que podem ter alguma ação no tratamento de parasitoses, desconfortos gastrintestinais, dislipidemias, alguns tipos de câncer e nas doenças hipertensivas (pressão alta) e cardiovasculares.

No alho, foram identificadas cerca de trinta substâncias com potencial efeito terapêutico. O seu bulbo possui grande concentração de óleo volátil. Os compostos sulfurados presentes no alho estão em quantidades três vezes superiores às de outros vegetais também ricos nesses compostos, como a cebola e o brócolis. No entanto, o tipo e a concentração dos elementos extraídos do alho dependem do seu estágio de maturação, das práticas de cultivo, da localização da planta, da hidratação do solo, da insolação, das condições de processamento, armazenamento e manipulação.

Um importante composto nitrogenado presente no alho é a *aliitiamina* com atividade vitamínica B1. Na parte folhosa e no bulbo são identificados inúmeros minerais, como magnésio, selênio e fósforo.

Além desses compostos, a planta apresenta também flavonoides, adenosina, pectinas, saponinas esteroides e muitos compostos fenólicos.

Composição química do alho (100 g)

Componente	Quantidade
Carboidratos	29,30 g
Proteínas	5,30 g
Lipídios	0,20 g
Fibras	1,66 g
Potássio	400,00 mg
Vitamina B1	0,20 mg
Vitamina B6	3,33 mg
Vitamina C	31,10 mg
Ácido Fólico	3,10 mg
Cálcio	181,00 mg
Fósforo	150,00 mg
Ferro	1,70 mg
Cobre	0,26 mg
Zinco	8,83 mg
Selênio	24,90 mg

Fonte: MENEZES SOBRINHO (1997).

Não existe consenso sobre as quantidades necessárias de consumo para efetivar uma ação funcional definida. O Ministério da Saúde do Canadá e a Comissão E, da Agência Federal de Saúde da Alemanha, sugerem que a ingestão de 4 g de alho cru ou 8 mg de óleo volátil são suficientes para a prevenção de fatores de risco cardiovascular, enquanto a American Dietetic Association indica o consumo de 600 mg a 900 mg de alho/dia. Essas quantidades equivalem ao peso médio aproximado de um dente de alho cru.

Enquanto isso, vamos criando receitas saudáveis e incrementadas com alho, nas mais variadas formas.

Cebola: mistérios na composição nutricional que fazem a diferença nos cardápios

A cebola, além de ser utilizada como condimento, possui substâncias químicas de interesse da indústria farmacêutica, como a quercetina. Ela apresenta baixos teores de proteína, ácidos graxos e carboidratos. É utilizada em diversos pratos e é altamente consumida no Brasil.

Não existe dose ou quantidade definida para o consumo diário. No entanto, diversos estudos indicam que para o melhor aproveitamento de suas propriedades nutricionais e funcionais são recomendados 50 g de cebola fresca (crua) por dia.

Além dos compostos organossulfurados, a cebola também é particularmente rica em flavonoides e saponinas. Dois subgrupos de compostos do tipo flavonoide predominam em cebolas: as antocianinas, que conferem a coloração avermelhada ou roxa aos bulbos; e os flavonóis, destacando-se a quercetina e seus derivados, que, de outro modo, conferem coloração amarelada ou de pinhão aos bulbos.

A cebola, em todos os seus tipos, é relativamente rica em cálcio e em riboflavina, em vitaminas B1 (tiamina) e B2 (riboflavina), e possui teores medianos de vitamina C (ácido ascórbico). Em sua composição nutricional, contém diferentes minerais, tais como cálcio, ferro, fósforo, magnésio, potássio, sódio e selênio.

O selênio, mineral relacionado aos processos de defesa imunológica e bloqueio de radicais livres, pode ser obtido, em vista de sua alta concentração, tanto no bulbo como nas folhas da cebola.

Na literatura de culinária e gastronomia em que são descritas propriedades medicinais dos alimentos, a cebola é relatada em tratamentos broncodilatadores, anticoagulantes e de fertilidade. No enfoque mais restrito da sexualidade e da fertilidade, não existem pesquisas clínicas com grande embasamento e validação científica que tenham forte impacto em publicação.

Composição química da cebola (100 g)

Componente	Quantidade
Proteínas	1,60 g
Cálcio	32,00 mg
Fósforo	44,00 mg
Ferro	0,50 mg
Vitamina A	120 UI
Tiamina	50 µg
Riboflavina	50 µg
Niacina	0,50 mg
Vitamina C	32,00 mg

Fonte: IBGE. Censo agropecuário Disponível em: <http://www.agricultura.gov.br>; acesso em 18 maio 2005.

Alho-Poró

O alho-poró é conhecido desde a Antiguidade pelos egípcios, gregos e romanos, e está presente inclusive em citações bíblicas, além de ser a planta símbolo do País de Gales. Pode ser encontrado durante todo o ano, porém sua safra se concentra mais no inverno. É considerada uma planta herbácea, ou seja, do mesmo grupo que o alho e a cebola, mas apresenta sabor mais suave e doce.

Geralmente, a parte branca da hortaliça que cresce sob a terra é a mais consumida, por causa da grande variedade de preparações existentes com ela, porém é costume utilizar as folhas para temperar sopas e molhos. Na hora da compra, dê preferência às hortaliças que estão com folhas verdes e firmes e com a parte branca sem machucados.

O que chama a atenção é sua composição nutricional, rica em vitaminas A, B e C, potássio, cálcio, fósforo e fibras, além de ter propriedades anti-inflamatórias, diuréticas e contribuir para um melhor funcionamento do intestino. O alho-poró auxilia na resposta imunológica e na resistência a infecções, no controle da hipertensão, arteriosclerose, cálculos renais e fraqueza. Além disso, apresenta poucas calorias, sendo usado para perda ou manutenção do peso, compondo as dietas na preparação de caldos, saladas e cozidos.

Na gastronomia moderna, é a grande unanimidade, presente em qualquer molho de tomate e em todos os caldos básicos. O alho-poró não tem contraindicações. Porém, devido à importante presença do potássio em sua composição, recomenda-se cautela em seu consumo nos casos de pessoas sensíveis a esse elemento.

Alimentos Especiais

O mercado de alimentos especiais e saudáveis tem observado um crescimento anual significativo a partir do início dos anos 1990. Uma conscientização mundial sobre a importância dos alimentos para a saúde vem mudando o comportamento do consumidor. Nos Estados Unidos, onde é chamado de "mercado natural", o faturamento do setor em 2003 alcançou cifras estimadas em US$ 55 bilhões. Estão incluídas aí as vendas de alimentos naturais, orgânicos, funcionais e produtos naturais para cuidados pessoais.

A expansão do mercado de orgânicos é impressionante. Por representar um modelo de produção que, além de nutrir com qualidade, preserva o meio ambiente, ele cresce mais de 10% ao ano. No entanto, apesar desse crescimento significativo, são os alimentos funcionais que se destacam nesse segmento. Segundo o *Jornal de Negócios em Nutrição*, o mercado mundial está estimado em US$ 150 bilhões, sendo que os alimentos funcionais ou para fins especiais representam 38% de todas as vendas. Quando se comparam países e regiões, há uma evidente discrepância entre Estados Unidos (35%) e Europa (32%) e o resto do mundo, com destaque para o Japão (18%), primeiro país a regulamentar os alimentos funcionais.

O que pode ser observado é que ano a ano esses mercados influenciam os outros países, já que vivemos na era da informação, de empresas e economia totalmente globalizadas. A América Latina, por ainda representar apenas 2% desse mercado, tem um enorme potencial para seu desenvolvimento, com destaque especial para o Brasil.

Um dos setores de necessidades dietéticas que mais chamam a atenção em todo o mundo é o da dieta pobre em calorias para controle de peso. O sobrepeso e a obesidade movimentam na atualidade um

enorme volume de dinheiro, já que grande parte da população mundial, seja em países desenvolvidos ou em desenvolvimento, é acometida por essa doença. Considerada pela OMS como a maior epidemia do século XX, o combate à obesidade tem sido alvo de projetos por órgãos de saúde em todas as partes do mundo.

Existem diferenças nutricionais entre os alimentos orgânicos e os que usam agrotóxicos?

Segundo especialistas, os alimentos orgânicos frescos possuem quantidade maior de nutrientes pelo fato de conterem menos água que os convencionais. O que significa dizer que a proporção entre tecidos vegetais e o teor de água é maior nos alimentos de origem orgânica – assim, consequentemente, menor teor de água no interior dos tecidos significa também menor proliferação bacteriana e maior durabilidade em casa.

O artigo "Comparação da qualidade nutricional de frutas, hortaliças e grãos orgânicos e convencionais", publicado no *Journal of Alternative and Complementary Medicine*, relata que os alimentos orgânicos possuem, em média, 29,3% mais magnésio, 27% mais vitamina C, 21% mais ferro, 13,6% mais fósforo, 26% mais cálcio, 11% mais cobre, 42% mais manganês, 9% mais potássio e 15% menos nitratos. Já espinafre, alface, repolho e batatas possuem quantidades maiores de nutrientes.

Em relação aos alimentos orgânicos de origem animal, pesquisas revelaram que, comparados aos produtos de origem animal do regime industrial, eles possuem quantidades superiores de vitaminas B12, D e E, além de outros nutrientes que são essenciais, como a carnitina e o ácido lipoico.

Outro teste, realizado na Universidade Federal do Paraná, demonstrou que os alimentos orgânicos têm uma concentração maior de fibra alimentar, proteína, açúcares e de alguns minerais como ferro, potássio e selênio, e também têm menos nitratos e nitritos, substâncias que podem ser cancerígenas e causar doenças genéticas.

Alimentos Funcionais

Atualmente, os conhecimentos sobre a bioquímica clínica permitem afirmar que muitos nutrientes não só agem prevenindo e/ou corrigindo deficiências nutricionais como também produzem efeitos benéficos à saúde. Essa forma de emprego de nutrientes é chamada Nutracêutica.

Os nutracêuticos fazem parte de uma nova concepção de alimentos, que evoluiu no Japão na década de 1980 por intermédio de um programa do governo para desenvolver alimentos saudáveis, com propriedades medicinais, em virtude do envelhecimento da população.

Na literatura, encontramos diversas designações sobre o mesmo tipo de terapia nutricional: *functional food, designer food, therapeutic food, nutraceuticals, pharmafood, medical food.* Esses termos, surgidos no final dos anos 1980, designam hoje alimentos ou partes deles que proporcionam benefícios médicos ou de saúde, incluindo a prevenção e o tratamento de doenças. O melhor e mais aceito termo é "alimento funcional", que designa o alimento ou o ingrediente que tem impacto positivo na saúde individual, melhor desempenho metabólico e físico ou funções relacionadas ao sistema nervoso central e valor nutritivo.

Cada vez mais encontramos receitas e sugestões de gastronomia que utilizam alimentos funcionais na composição, entre eles aveia, azeite e óleo de peixe (ômega 3). Como exemplo de amplo uso de alimentos funcionais na gastronomia, temos a dieta mediterrânea, a dieta do Atlântico e um sem-número de variações em culinárias regionais, privilegiando os alimentos nutrientes funcionais.

Aveia e fibras

Em todas as revistas sobre saúde, sejam elas focadas em estilo de vida, obesidade ou esporte, sempre aparecem menções sobre o consumo

de vegetais, mais especificamente fibras. As fibras estão na moda, fazem parte de todas as dietas e sempre são citadas nos exemplos de cuidados para a prevenção de doenças.

As betaglucanas são polissacarídeos que fazem parte da fração solúvel da fibra alimentar, ocorrem em cereais, principalmente em cevada e aveia, e estão presentes em alta concentração na parede das células dos grãos de aveia (*Avena sativa L.*). O farelo de aveia é produzido a partir das camadas mais externas do grão, já a farinha branca, que é pobre nesse tipo de fibra, é produzida após a moagem dos flocos quando da separação mecânica do farelo. O cereal com o maior teor de fibra se encontra no farelo de aveia, que contém 9,68% de betaglucanas, seguido dos flocos de aveia, com 7,03%. Os estudos sugerem que os teores de fibra podem variar com a safra e com fatores genéticos ligados ao grão.

A betaglucana promove o aumento da viscosidade do bolo alimentar e retarda a absorção de nutrientes. A sua presença na dieta pode reduzir o pico glicêmico pós-prandial e, de forma significativa, pode diminuir a quantidade de LDL colesterol no plasma sanguíneo.

Portadores de doenças cardiovasculares, obesidade e diabetes podem se beneficiar com dietas ricas em cereais, como a aveia e a cevada, que alteram positivamente o metabolismo de carboidratos e lipídios.

As alternativas em gastronomia propiciam receitas com o alimento ou, de forma mais criativa, a incorporação das fibras em quase todos os pratos. Com fibras, podemos tornar os pratos mais crocantes, mais cremosos ou mais vistosos na apresentação.

Azeite de Oliva

Diziam os gregos antigos que, na disputa pelas terras do que é hoje a cidade de Atenas, o deus Poseidon fez brotar, com um golpe de seu tridente, um belo e forte cavalo, e que a deusa Palas Atenas trouxe uma oliveira capaz de produzir óleo para iluminar a noite, suavizar a dor dos feridos e ser um alimento precioso, rico em sabor e energia. Já os italianos contam que Rômulo e Remo, descendentes dos deuses e fundadores da cidade de Roma, viram a luz do dia pela primeira vez debaixo dos galhos da oliveira.

O fato é que o azeite está incorporado à alimentação do homem há muito tempo. Segundo conta a história, a oliveira tem origem entre o sul do Cáucaso, nos altos planos do Irã, e o litoral mediterrâneo da Síria e da Palestina. Mais tarde, expandiu-se para toda a região banhada pelo Mediterrâneo. Vestígios das oliveiras são encontrados em restos fossilizados na Itália, no Norte da África, em pinturas em rocha nas montanhas do Saara Central, datáveis do quinto e segundo milênios a.C., em relevos e relíquias da época minoica em Creta (3500 a.C.), além das granalhas trançadas de oliveira vestidas por múmias da vigésima dinastia de faraós do Egito. Em um dos textos mais antigos da *Bíblia*, o Gênesis, há o relato do renascimento do mundo sinalizado por uma pomba que traz no bico um ramo de oliveira, comunicando a Noé que já havia terra seca após o Dilúvio, e que ele poderia descer da arca.

O azeite não era usado somente como alimento pelos povos antigos, mas também para iluminar. Os exércitos romanos transportavam mudas de oliveiras, propiciando a cultura desse vegetal nas regiões conquistadas, em uma estratégia de ocupação e viabilização das fontes nutricionais ao longo dos anos de ocupação.

O azeite é extraído da azeitona e produzido na região do Mediterrâneo (incluindo Portugal). Existem inúmeras variedades de azeitonas: só na Espanha estão descritos 262 tipos diferentes. Dessa forma, a variedade de apresentações em sabor, aroma, coloração, textura e qualidade nutricional proporciona imensa possibilidade de utilizações gastronômicas e terapêuticas.

Azeite de oliva na redução da gordura abdominal

Uma dieta rica em azeite extravirgem diminui os maiores fatores de risco para doenças cardiovasculares, diabetes, gastrite, hipertensão, dores, osteoporose e até mesmo câncer. Um estudo coordenado por cientistas europeus acaba de apontar um novo benefício do "ouro líquido": o azeite impede o acúmulo de gordura na região abdominal, ou seja, combate a indesejável "barriga". Pesquisa publicada na revista *Diabetes Care*, da American Diabetes Association, comprovou que a ingestão diária de uma quantidade mínima de azeite evita a formação de gorduras na região visceral, aquela que se forma na cintura.

A pesquisa realizada por especialistas do Hospital Universitário Reina Sofía e Instituto de Salud Carlos III, na Espanha, e da Universidade de Cambridge, na Inglaterra, acompanhou pacientes com gordura abdominal acumulada que receberam, por um período de 28 dias cada, três tipos de dietas: uma baseada em gordura saturada (gordura animal), a segunda com monoinsaturada (óleo de oliva) e a última com carboidratos. A conclusão da pesquisa foi que uma dieta rica em gorduras monoinsaturadas retrai a distribuição da gordura na região da barriga. Ao consumir o azeite extravirgem, estamos ingerindo 77% de gordura monoinsaturada, 14% de saturadas e 9% de poli-insaturadas, o que torna esse óleo mais saudável em relação aos outros.

Azeite: como avaliar?

O consumo de azeite sempre esteve no cotidiano dos povos que habitam ao redor do Mediterrâneo. Hoje, com o mercado globalizado, o consumo está presente nos mais variados locais do planeta.

Há alguns anos, estudos cardiológicos elevaram o azeite à categoria de grande amigo do coração. Os trabalhos atribuem ao seu consumo a redução do colesterol e a prevenção de inúmeras doenças. Nesse aspecto, o azeite extravirgem seria o grande campeão, já que possui a gordura boa, monoinsaturada, e antioxidantes naturais, quando os processos de extração do óleo preservam as características desses antioxidantes.

Mas como escolher um bom azeite? O consumidor brasileiro erroneamente identifica o bom azeite quando ele tem no rótulo a indicação de extravirgem – quanto mais ácido, melhor! –, mas procura também uma coloração esverdeada e um aroma marcante. Grande engano. A característica de ter mais ou menos antioxidantes nada tem a ver com aroma ou cor. Esses são artifícios dos importadores ao léu do gosto dos consumidores. O bom azeite pode ser translúcido e sem aroma, com um grau de acidez acentuado. Não pode ser armazenado por mais de um ano após a fabricação e deve ser guardado em locais com baixa exposição à luz.

Azeitona dá em árvore, não nasce nos vidros...

A azeitona nasce da oliveira. A verdadeira produção industrial dela se inicia no quarto ou quinto ano de vida da árvore, cujo nome científico é *Olea europaea L.* e que possui muitas subespécies: galega, carrasquenha, cordovil, cobrançosa, verdeal... Cada uma com particularidades que modificam a acidez, o sabor e o aroma do produto final. A azeitona começa a se formar após a primavera. Depois de alguns meses, a colheita pode ser feita manualmente, com golpes de varas, amontoando o fruto em lonas ao pé das árvores, ou de forma mecânica, com utilização de máquinas que provocam a vibração nos galhos. Cada pé de oliva produz 20 quilos de frutos. Para a produção de 1 litro de óleo são necessários 5 ou 6 quilos de azeitonas.

Azeite: "bom" e "mau" colesterol

O azeite extravirgem é reconhecido pela Food and Drug Administration, a agência de vigilância sanitária dos Estados Unidos, como um alimento com características funcionais por sua composição

principal em gordura monoinsaturada e antioxidantes naturais. Enquanto os outros óleos são produzidos a partir das sementes, o azeite é o único óleo extraído de uma fruta (azeitona). Ele possui antioxidantes e minerais, além de ser fonte de vitamina E. É rico em gorduras monoinsaturadas, com ação metabólica na elevação do HDL (colesterol "bom") e na redução do LDL (colesterol "ruim"). As principais recomendações clínicas em nutrição indicam que cerca de 20% das calorias diárias consumidas por uma pessoa devem vir da gordura monoinsaturada, 10% da poli-insaturada e até 7% da saturada. No caso de diabetes, a substituição da gordura saturada e do carboidrato pelo azeite melhora a resistência à insulina e, consequentemente, diminui a glicemia.

Azeite e saúde

Na atualidade, os alimentos funcionais estão presentes de forma incisiva na mídia. Alguns são desenvolvidos ou incrementados em sua função nutracêutica, graças à utilização da engenharia de alimentos. O azeite talvez seja o mais antigo produto que atende naturalmente aos requisitos dos alimentos funcionais, revelando-se hoje, à luz da ciência, um ingrediente bastante saudável e indispensável em dietas que contribuem para evitar as doenças mais comuns do mundo moderno.

Estudos comparativos realizados em povos mediterrâneos, que utilizam fartamente o azeite de oliva em sua dieta, revelaram um índice claramente menor de mortalidade por doença cardiovascular em relação à população do norte da Europa e da América do Norte. Comprovou-se que essa proteção não está ligada à diversidade genética, já que italianos e gregos que emigraram para a América do Norte e se adaptaram aos novos hábitos alimentares acabaram por perder essa proteção e ficaram expostos às doenças cardiovasculares na mesma proporção que os norte-americanos.

A ingestão de frutas e hortaliças, como brócolis, vegetais verdes e tomates, associada ao uso do azeite pode evitar o desenvolvimento de tumores malignos. Os trabalhos científicos que estudam os benefícios da dieta mediterrânea, considerada uma das mais saudáveis atualmente,

afirmam que a adesão a esse tipo de alimentação pode reduzir a incidência de três tipos de câncer: o colorretal em até 25%, o de mama em aproximadamente 15% e o de próstata em torno de 10%.

Produção e classificação do azeite: como saber se é extravirgem?

Na produção do azeite de oliva são necessárias de 1.300 a 2.000 azeitonas para a obtenção de 250 ml de azeite, e as técnicas da agricultura familiar do passado cedem hoje lugar aos processos industriais do agronegócio. Já o método tradicional de prensagem a frio praticamente inexiste na atualidade, visto que foi modificado por processos modernos de extração com uso de pressão e temperatura.

A oliveira é uma árvore robusta e a poda deve ser adaptada à idade da árvore. O momento mais indicado para a colheita é aquele em que não existem mais azeitonas verdes na árvore. O bom azeite é obtido a partir da seleção de frutos saudáveis e inteiros no instante da colheita. Quanto mais cedo as frutas forem para a prensagem, melhor será a qualidade do azeite, pois as olivas fermentam rapidamente.

As azeitonas são batidas para produzir uma massa, que passa por um processo de centrifugação, o que deixa o azeite limpo para armazenagem, e depois o produto é filtrado antes do acondicionamento.

O azeite de oliva é produzido somente a partir de azeitonas, não podendo ser usada essa denominação para óleos extraídos por solventes ou reesterificação ou misturas com outros tipos de óleos.

Os principais tipos de azeite usados na alimentação são:

- Azeite de oliva virgem – obtido por meio de processos mecânicos. Dependendo de suas características e da acidez, pode ser classificado como extravirgem ou comum.
- Azeite de oliva refinado – obtido pela refinação de azeite virgem, que apresenta alto índice de acidez ou defeitos que serão eliminados no processo de refinação. Normalmente, é misturado com azeite de oliva virgem.
- Azeite de oliva – é uma mistura de azeite de oliva refinado com o virgem.

Existe ainda o azeite do bagaço de oliva, constituído de uma mistura de azeite extraído do bagaço da azeitona por solventes e, posteriormente, refinado e misturado ao azeite virgem.

As azeitonas colhidas devem ser transportadas ao local de esmagamento, que em Portugal são chamados de "lagar". Um dos pontos mais importantes em todo o processo de esmagamento é a criteriosa observação da integridade da pele das azeitonas: peles rompidas podem provocar o início antecipado do processo de fermentação, prejudicando a qualidade do óleo.

Todo o processo de esmagamento deve durar até, no máximo, 24 horas após a colheita. Óleos de melhor qualidade são aqueles em que o processo é realizado de forma mais rápida. Em alguns óleos especiais, o esmagamento inicia-se 12 horas após a colheita.

O processo de esmagamento mescla os caroços com a polpa, formando uma massa oleosa. Essa massa deve ser homogeneizada para tornar o produto final uniforme. Os processos podem utilizar técnicas de centrifugação ou pressão, nunca ultrapassando a temperatura de 35 °C. Os segredos do bom azeite pedem conservação e estocagem por tempo limitado, no máximo 18 meses. A exposição à luz ou a temperaturas elevadas pode prejudicar a qualidade dos óleos.

Bacalhau

"Bacalhau" não é o verdadeiro nome do peixe. Seu nome científico é *Gadus morthua*, e em inglês chama-se *codfish*. O nome "bacalhau" deriva de seu processo de conservação – um tipo de salgamento para proporcionar maior durabilidade e ampliar a logística da distribuição. O peixe fresco sempre sofreu reveses na gastronomia, dada sua facilidade de deterioração em função do tempo entre a pesca e o efetivo consumo. Existem relatos sobre os processos de conservação e a presença do bacalhau nas caravelas e nas comitivas de peregrinos e soldados em toda a Europa, sempre salgado e propiciando um sem-número de receitas.

Na Idade Média, o consumo de peixe nas datas religiosas foi uma imposição da Igreja porque, durante a Quaresma (da quarta-feira de cinzas ao domingo de Páscoa), era obrigatória a abstinência de carne vermelha, tida como estimulante da gula e do prazer. Nessa parte da história, o bacalhau entra como vencedor, pois seu sabor não se altera com o salgamento, possui pouca gordura e é altamente nutritivo, sendo hoje, com os conhecimentos da nutrição e da medicina, considerado uma boa fonte de proteínas e do ácido graxo ômega 3.

Pela origem europeia e difusão da culinária mediterrânea, a sua utilização na gastronomia está sempre associada a legumes, batatas, azeitonas, verduras e ao seu companheiro fiel, o azeite de oliva. Dessa forma, a escolha da melhor receita fica a cargo dos entendidos e experientes, mas prepará-lo cozido, com batatas, azeitonas e ovos não requer muita sofisticação além de um bom azeite, um pão de campanha fresco e um vinho levemente frutado.

Salgando o bacalhau e outros peixes

Na verdade, o bacalhau não é sempre salgado – podemos consumi-lo fresco. No entanto, tradicionalmente no Brasil o consumo salgado é

o mais difundido. As receitas de preparação do bacalhau passam de geração a geração, criando dicas e pratos familiares que pouco a pouco, quando desvendados, passam ao domínio popular.

Os consumidores pouco ou nada sabem sobre o método de salga. Para muitas crianças, o bacalhau já nasceu e foi pescado salgado... Vamos entender, pois, um pouco dessa técnica milenar de conserva e manuseio de peixes.

A salga pode ser a seco, em salmoura ou mista. Inicialmente, o peixe deve ser limpo e aberto de forma espalmada, possibilitando a exposição total ao sal. O método de salga a seco é a simples cobertura do peixe com sal, já a salga úmida utiliza a imersão dos peixes em salmoura. Alguns produtores utilizam a salga mista, inicialmente seca e depois úmida.

Os peixes mais gordos são os maiores beneficiados pela salga úmida. No Brasil, utiliza-se a salga úmida para o pirarucu. A salga seca é utilizada para a tainha. Ao final do processo de salga seca, os peixes ainda ficam um tempo expostos ao sol e ao vento. Na salga úmida, para evitar o ranço originado da oxidação da gordura, evita-se a exposição ao sol e ao oxigênio, usando grandes barris comuns na salga e na preservação de arenques e outros peixes gordurosos.

Basicamente o sal, grosso ou refinado, deve penetrar totalmente na carne dos peixes por meio do processo de osmose, promovendo uma desidratação por igual. Os peixes *in natura* possuem quase 75% do seu peso na forma de água; com a salga seca, essa proporção cai para cerca de 40%, enquanto nos peixes gordos a redução é menor, chegando a 50%. Na atualidade, alguns centros propõem a salga a vácuo, protegendo da formação do ranço e preservando o sabor natural das carnes.

Tipos de bacalhau: escolhendo corretamente

Na verdade, são muitos os tipos de pescados que são chamados de bacalhau. Precisamos conhecê-los, visto que as receitas em gastronomia pedem qualidade e, muitas vezes, características de diferenciação, como lascas ou facilidade para desfiar. Veja a seguir uma descrição básica dos peixes vendidos no mercado brasileiro com a denominação de "bacalhau". De forma correta, o verdadeiro bacalhau é do gênero *Cod gadus*; os demais podem ser utilizados, mas comprometem o sucesso do prato.

Verdadeiros

Cod gadus morthua: conhecido como bacalhau do Porto, apresenta postas altas e largas, e sua carne se desfaz em lascas.

Cod gadus macrocephalus: carne mais branca, facilmente desfiado.

Genéricos

Peixe tipo bacalhau *Zarbo:* peixe de menor porte, usado desfiado.

Peixe tipo bacalhau *Saithe:* sabor mais forte, coloração escura, corresponde a 60% do bacalhau consumido no Brasil; carne macia, desfia com facilidade.

Peixe tipo bacalhau *Ling:* peixe estreito, carne branca.

Desvendando os segredos do bacalhau

Devido ao processo de salgamento, à logística de distribuição e ao armazenamento, ele pode ser encontrado nos países costeiros da Europa até em distantes cidades da África Central. No processo de salgamento, preservam-se as características nutricionais de composição proteica, bem como o sabor, o aroma e a textura, tão importantes nas diversas preparações e cardápios. Originário do mar do Norte (entre as costas da Noruega, Dinamarca, Grã-Bretanha, Alemanha, Holanda, Bélgica e França), possui alto valor em proteína, ácidos graxos ômega 3 nas vísceras e na pele, baixa participação de carboidratos e nenhuma fibra.

As cozinheiras familiares e os grandes *chefs* são unânimes em afirmar que o grande segredo está no cuidado em retirar o sal, deixando a carne firme e saborosa. Para dessalgar 1 kg de bacalhau, deve-se cortá-lo em quatro ou cinco pedaços grandes, acondicioná-los em um recipiente fundo e cobri-los com água gelada, que deve ser trocada de três em três horas por mais ou menos 36 horas. Os puristas aconselham sempre deixar a pele voltada para baixo... Uma boa alternativa para evitar o aquecimento da água é manter o recipiente na geladeira. Pode-se, como forma de evitar um odor aumentado, colocar uma ou duas fatias de limão dentro da água.

Composição nutricional de um filé de bacalhau (100 g)

Componente	Quantidade
Valor calórico	120 kcal
Carboidratos	-
Proteínas	7 g
Gorduras totais	-
Saturadas	-
Colesterol	10 mg
Fibra alimentar	-
Cálcio	56,0 mg
Ferro	0,7 mg
Sódio	1430 mg

Banana

As frutas integram nosso cotidiano gastronômico há muitos anos. Já na carta de Pero Vaz de Caminha ao rei de Portugal há uma descrição dos alimentos exóticos consumidos pelos indígenas, entre eles a primeira descrição da banana colhida em solo brasileiro.

No entanto, ela nunca foi exclusivamente nossa, da mesma forma que o futebol e o Carnaval. Existia uma variedade nativa comestível que os índios assavam. Nas bordas da Floresta Amazônica ainda são encontradas espécies selvagens. As variedades que cultivamos, porém, foram introduzidas no Brasil pelos portugueses a partir do século XVI. Acredita-se que vieram do arquipélago de São Tomé e Príncipe, no golfo da Guiné, e das ilhas de Cabo Verde, a cerca de 500 km da costa africana. Antes disso, espalharam-se pelo planeta. As atuais bananeiras plantadas no mundo são originárias do sudeste da Ásia e apreciadas desde a Antiguidade.

Paralelos históricos à parte, ninguém melhor que o tenista Guga para popularizar o consumo de bananas em atividades esportivas, ressaltando que ela é uma importante fonte de potássio e carboidratos.

Banana verde e controle da glicemia

A banana (*Musa ssp.*) é uma das frutas mais consumidas no mundo, sendo produzida em grandes quantidades em áreas tropicais e subtropicais. Em algumas regiões do Brasil, chega-se a perder cerca de 60% da produção da banana, entretanto, essas perdas podem ser reduzidas pelo processamento da fruta ainda verde, como a transformação da polpa em farinha.

A banana verde é rica em amido resistente, que apresenta propriedades funcionais semelhantes às das fibras alimentares. O amido resistente

contribui para a queda do índice glicêmico dos alimentos, ocasionando menor resposta glicêmica e, consequentemente, menor resposta insulínica, contribuindo para o tratamento do diabetes melito.

A composição das bananas muda drasticamente durante o amadurecimento e o amido passa por mudanças importantes nesse processo. O teor de amido cai, em média, de 70% a 80% no período de pré-amadurecimento (antes da quebra do amido) e para menos de 1% no final do período de amadurecimento. Sendo assim, a banana verde possui propriedades que contribuem para a atenuação da glicemia pós-prandial, sendo um alimento adjuvante no tratamento da obesidade. Resta criar receitas adequadas, nutricionalmente corretas e apetitosas.

Café

O cafeeiro é originário da Etiópia, tendo chegado à Arábia no século XIII e à Turquia no século XVI. Mas foi somente com sua chegada à Itália, no princípio do século XVII, que houve o aparecimento das casas de café por toda a Europa, servindo como espaço de sociabilidade. No final do século XVIII, começam a aparecer as plantações de café no Brasil, configurando os séculos XIX e XX como a fase de maior apogeu do agronegócio relacionado à planta nos estados de São Paulo, Paraná, Rio de Janeiro e Minas Gerais.

A cafeína, principal componente do café, pertence ao grupo de compostos químicos chamados metilxantinas, presentes em grande quantidade de alimentos (cerca de 70 espécies de plantas no mundo contêm esses compostos), como, além do café, guaraná, noz-de-cola, cacau ou chocolate, chás e também nos remédios do tipo analgésico, medicamentos contra a gripe e inibidores de apetite. As xantinas são substâncias capazes de estimular o sistema nervoso, produzindo um estado de alerta de curta duração.

O café foi inicialmente usado para ajudar a manter as pessoas acordadas nas noites frias, durante longos eventos religiosos, e hoje é o estimulante lícito mais usado no mundo. A cafeína é comumentemente associada ao café e às bebidas à base de cola, que contêm cafeína e flavorizantes extraídos de fontes naturais (grãos de café e nozes-de-cola, respectivamente). No chá, encontra-se quantidade significativa de cafeína e teofilina; o chocolate (cacau) contém quantidades relativamente baixas de cafeína e teobromina. Teofilina e teobromina são parentes químicos da cafeína.

A absorção da cafeína pelo organismo é muito rápida, assim como a sua distribuição, passando rapidamente para o sistema nervoso central. Existe a chamada "sensibilidade à cafeína", a qual se refere à quantidade

necessária dessa substância para produzir os efeitos secundários negativos, como perda de sono e aumento da frequência cardíaca.

A cafeína não representa nenhum valor nutricional para o organismo humano, restringindo-se apenas a seu efeito "excitante". Toda a ação da cafeína no corpo depende da forma de preparo do produto, da quantidade utilizada e das condições do organismo que a consome, podendo o efeito variar de indivíduo para indivíduo.

O café pode fazer parte de uma alimentação saudável e apetitosa. Nesse aspecto, o processo criativo das receitas precisa entender cuidadosamente as características nutricionais desse ingrediente. Abaixo, apresentamos a composição nutricional do café coado de forma tradicional. Com esses dados poderemos ressaltar sabores amargos dos nossos cardápios, incrementar aromas e manipular os demais ingredientes na forma de mescla de cores e consistências.

O café pode ser incorporado em receitas de doces e sobremesas – essa é a maior contribuição desse alimento e, sem dúvida, a mais usual. No entanto, na literatura gastronômica encontramos diversas receitas salgadas nas quais preparados, pó ou xaropes de café são utilizados no tempero, na finalização ou na decoração dos pratos.

Composição nutricional do café (50 ml)

Componente	Quantidade
Valor calórico	12,05 kcal
Proteínas	0,77 g
Gorduras	0,81 g
Gorduras saturadas	0,37 g
Colesterol	0,00
Carboidratos	0,42 g
Fibra alimentar	2,72 g
Cálcio	5,20 mmol
Ferro	0,18 mmol
Sódio	0,71 mmol

Fonte: www.cafeituano.com.br, 2003.

Cafeína pode curar?

O corpo humano não necessita de cafeína, embora o seu consumo moderado não esteja associado a nenhum risco à saúde, exceto em algumas situações especiais. Mulheres grávidas, pessoas com problemas cardíacos ou portadores de úlceras e gastrites devem reduzir o consumo ou mesmo suprimi-lo.

A cafeína não produz uma verdadeira euforia, mas causa dependência psicológica, aumenta a vivacidade, o desempenho mental e motor, especialmente nos fatigados. Esses sintomas, junto com alguns dos efeitos de doses altas – por exemplo, agitação e até convulsões –, acontecem principalmente pelo bloqueio dos receptores celulares. A quantidade de cafeína em duas ou três xícaras de café bloqueia, em média, 50% dos receptores celulares de adenosina, configurando uma ação metabólica importante.

Entre outros efeitos conhecidos da cafeína estão a estimulação do coração e a diurese (aumento do volume de urina). A dilatação das vias respiratórias é um efeito menos conhecido que ocorre com um grau ainda mais elevado de teofilina, utilizado no tratamento da asma.

O consumo muito grande de cafeína, porém, pode causar o *cafeinismo,* um complexo composto de ansiedade, irritabilidade, depressão e aumento do nível de vários hormônios no sangue associados ao estresse (instabilidade emocional). As adaptações celulares ocorrem com o uso crônico, causando tolerância aos efeitos que a cafeína produz. Uma retirada suave pode provocar letargia, irritabilidade e dores de cabeça em um indivíduo com ingestão prolongada de 600 mg (seis xícaras de café) ou mais por dia.

Uma consequência negativa do consumo excessivo de produtos à base de cafeína diz respeito à interação dessa substância com a absorção de importantes nutrientes, principalmente o ferro. Estudos mostram que uma xícara de café (100 ml) é capaz de reduzir a absorção (ou aproveitamento pelo organismo) do ferro em 30%. Assim sendo, o consumo de produtos que contenham cafeína, como o guaraná em pó ou o café, quando utilizados, devem ser ingeridos em horários diferenciados dos das principais refeições.

Outras consequências negativas do consumo dessa substância são o aumento da frequência cardíaca (taquicardia) e o estímulo da secreção do

ácido clorídrico no estômago (o que aumenta o risco de úlceras). Esses efeitos estão associados a um consumo elevado (acima de 250 mg de cafeína ao dia), mas também podem variar de acordo com a sensibilidade de cada indivíduo.

Novos estudos têm associado a cafeína ao tratamento de algumas doenças, mostrando já haver efeito positivo na prevenção do mal de Parkinson. Também tem sido útil no tratamento do transtorno do déficit de atenção. Outros estudos mostram haver efeito positivo da cafeína na prevenção de câncer de pulmão entre os fumantes.

O Conselho da Associação Médica de Assuntos Científicos (American Medical Association on Scientific Affairs) dos Estados Unidos recomenda consumo moderado de cafeína (até 250 mg de cafeína ao dia), substância incluída nos regulamentos *antidopping* de todas as federações esportivas (doses a partir de 12 mcg/ml já podem ser consideradas *dopping*).

Café: quanto tem de cafeína? E as outras bebidas?

O café pode ser consumido de diversas maneiras e estar presente em muitas formulações de alimentos utilizadas no dia a dia. Veja a seguir uma tabela simplificada e útil com a quantidade de cafeína no café e em bebidas frequentemente consumidas. Na criação de receitas, poderemos adequar a quantidade de cafeína, seja para restringir alimentos que possam causar distúrbios, como gastrites, colites ou arritmias, seja para aumentar a taxa metabólica.

Alimento / Bebida	Porção	Quantidade de cafeína (mg)
Café preparado	100 ml	40-60
Café instantâneo	100 ml	20-30
Café expresso	100 ml	20-45
Chá verde	200 ml	20-35
Chá preto	200 ml	35-50
Refrigerante de cola	300 ml	35-50
Bebidas energéticas	250 ml	80-150
Chocolate amargo	50 g	20-40
Chocolate ao leite	50 g	8-16

Fonte: Adaptado de Tarnopolsky. Ann Nutr Metab; 57 (Suppl 2): 1-8, 2010

Café da Manhã

Especialistas da Universidade de Harvard afirmam que um café da manhã balanceado reduz os riscos de infarto, diabetes do tipo 2 e parada cardíaca. Considerada uma das práticas alimentares mais importantes do dia, a refeição deve ser realizada diariamente de forma nutritiva, para evitar problemas de hipoglicemia, dores de cabeça, fraqueza, desmaios e fome excessiva.

De acordo com a pesquisa, comer antes de iniciar o dia resulta em menor aumento das taxas de açúcar no sangue após todas as refeições seguintes. Além disso, um bom café da manhã auxilia no controle e na redução dos níveis do "mau" colesterol (LDL) e dos triglicérides na corrente sanguínea, que estão associados ao desenvolvimento de doenças cardiovasculares.

A primeira refeição é muito importante, pois antes dela ficamos quase oito horas em jejum. O café da manhã prepara o corpo para o aumento do gasto metabólico e, por isso, devemos ingerir alimentos ricos em energia e nutrientes, como é o caso de proteínas e gorduras.

Já no que diz respeito aos riscos para o coração, o café da manhã auxilia no controle da fome no decorrer do dia, sendo um forte aliado nos regimes de emagrecimento. Muitas vezes, pular essa refeição faz com que as pessoas substituam o café da manhã por comidas gordurosas, frituras, doces e guloseimas, que são altamente prejudiciais a uma boa alimentação. Esse hábito, constante entre crianças, jovens e adolescentes, contribui para o aumento da obesidade e para o surgimento de diversas doenças que afetam o coração.

A má alimentação na primeira refeição provoca diversos prejuízos, como emagrecimento inadequado, perda de força muscular e hipoglicemia. Além disso, tem-se observado que as crianças que não

se alimentam corretamente no café da manhã, quando vão à escola e praticam exercícios físicos, apresentam tonturas e mal-estar geral, por conta da ausência dos nutrientes no organismo.

Carne Bovina

A carne bovina é uma excelente fonte nutricional. É uma das principais fontes de minerais, em especial ferro e zinco (indispensáveis para um crescimento saudável) e de vitaminas e proteínas.

O ser humano é um mamífero onívoro, ou seja, que se alimenta de carnes e vegetais. Nossos mais remotos ancestrais buscavam seus alimentos na caça e na pesca, além de frutos que colhiam na natureza. Os vegetais, porém, não costumam ter proteínas de alto valor biológico, ou seja, que forneçam todos os aminoácidos essenciais, e não são ricos em ferro, zinco, selênio e vitamina B12, importantes para o perfeito metabolismo do homem moderno.

Com o passar dos milênios, o homem passou a ter outras atividades e perdeu, em parte, algumas características de caçador/coletor. Assim, para obter seus alimentos proteicos e de alto valor nutricional, passou a criar outros animais. No processo evolutivo, seguiu comendo carne de mamíferos, aves e peixes, além de consumir também alguns de seus derivados, como leite e ovos.

Nossos ancestrais, como fazem todos os demais mamíferos, tomavam leite na primeira infância por meio da amamentação, mas com a criação de animais passaram a tomá-lo por toda a vida. No entanto, algumas pessoas não toleram plenamente o leite em razão da incapacidade de absorver a lactose na vida adulta – causa frequente de diarreias e distúrbios do trato intestinal.

Hoje, em virtude do fácil acesso aos alimentos e da relativa redução dos preços, o consumo de carne animal está aumentando, o que em parte é uma boa opção nutricional, pela oferta de proteínas. No entanto, junto com a carne animal, vem a gordura saturada, um dos grandes vilões da alimentação moderna, causadora das doenças cardiovasculares.

Quanto de carne devemos comer por dia?

A frequência de consumo da carne bovina depende mais dos hábitos alimentares que de uma recomendação nutricional. No Brasil, mais especificamente no Rio Grande do Sul, a carne faz parte dos hábitos alimentares diários da população. Nos estados do Norte e Nordeste o peixe é mais consumido que a carne bovina. Um ponto favorável à carne brasileira é a diferenciação com a gordura entremeada, típica da carne argentina e uruguaia: grande parte da carne vendida no Brasil possui pouco dessa gordura.

Existem muitos trabalhos científicos voltados a definir a quantidade necessária de consumo de carne animal pelo homem moderno. O valor entre 90 g e 110 g diárias está dentro do consenso geral: com isso, receberíamos bom aporte proteico, de vitaminas e de minerais e não estaríamos abusando no consumo de gordura saturada. O importante, porém, é que a alimentação seja variada, com alimentos de diferentes origens, permitindo boa diversidade de nutrientes, sem restrições que possam interferir na alimentação completa.

Carne na alimentação das crianças e gestantes: importante e necessária

Para o crescimento das crianças, os minerais, como ferro, zinco e selênio, bem como vitaminas do complexo B são fundamentais e a carne é uma excelente fonte desses elementos. Além disso, crianças necessitam de proteínas, fontes de aminoácidos, os quais constituem a base do crescimento, podendo ser comparados aos tijolos de uma construção. Os aminoácidos essenciais são aqueles que nosso organismo não consegue sintetizar a partir de outros, e a sua falta pode levar a graus importantes de desnutrição.

Não há qualquer contraindicação para o consumo de carne pelas gestantes, outra grande dúvida da população em geral. Na gestação, é importante uma alimentação completa para permitir o crescimento adequado do feto, que, por sua vez, também necessita de grandes quantidades de proteína. A carne é um dos principais alimentos que fornecem as proteínas e aminoácidos essenciais para o crescimento fetal.

Celulite

De acordo com estudos científicos, toda mulher depois da puberdade tem celulite. O próprio organismo feminino passa a favorecer seu aparecimento por meio das disfunções hormonais, predisposição genética, pílula anticoncepcional, entre outros fatores, além do sedentarismo e da má alimentação. Como não será mais possível livrar-se dela após essa fase da vida, a prevenção é a melhor maneira de lidar com essa característica marcante que tanto aflige o sexo feminino.

É fundamental aliar três fatores que ajudam a prevenir a celulite: alimentação saudável, hidratação e exercícios físicos. A celulite é caracterizada por depressões de inchaços e de gorduras. Portanto, nada melhor que adotar uma alimentação saudável à base de redução de sal, açúcar e gordura saturada, aumentando também o consumo de frutas e vegetais – o consumo ideal deve ser de cinco porções diárias. Outra ação de nutrição saudável é a restrição ao *fast-food*, às gorduras e aos açúcares dos salgadinhos.

Além da preocupação com a hidratação do corpo, é importante lembrar que a prática regular de exercícios é fundamental, pois auxilia no consumo de energia, dificultando a transformação das sobras alimentares em gordura.

Resumindo:

- adotar uma alimentação mais saudável, com verduras, legumes e frutas;
- evitar o excesso de sal e de comidas industrializadas;
- beber bastante líquido (de dois a três litros por dia);
- evitar ficar sentado ou em pé por muito tempo e descansar as pernas sempre que possível;
- controlar o estresse;
- praticar exercícios aeróbicos e fazer drenagem linfática, que podem reduzir a área afetada e retardar a evolução da celulite.

Chá Verde

Comercialmente, encontramos o chá em saquinho, com as folhas secas ou em cápsulas. As duas últimas apresentações têm o mesmo efeito e mantêm suas propriedades nutricionais. Os chás em saquinho funcionam da mesma maneira que as folhas, porém eles podem conter outras partes da planta, como fragmentos do talo e sementes, o que diminui os efeitos desejados, além de não revelar o real aroma e sabor da bebida.

Os produtos comerciais em formato longa vida possuem baixa concentração de antioxidantes e o seu consumo necessário está relacionado a um grande volume diário, o que é impossível, do ponto de vista prático. Alguns trabalhos indicam o emprego de água na temperatura em torno de 80 °C – e não escaldante, como é comum. Com esse cuidado, estaríamos preservando os antioxidantes e aumentando o aroma.

Os estudos científicos sobre o chá verde são bastante diversificados quanto a metodologia e resultados. Porém, o que mais se observa é que os efeitos benéficos e protetores do chá se manifestam com o consumo de cinco ou mais xícaras por dia. Além da quantidade, a ingestão diária, por longo tempo, está associada ao desenvolvimento das ações protetoras. O consumo de até vinte xícaras de chá verde por dia pode ser considerado seguro. Não há dados na literatura sobre a quantidade máxima de consumo dos chás encapsulados, mas devemos observar a origem do produto e a sua credibilidade comercial.

O chá verde é obtido das folhas frescas da erva *Camellia sinensis*, origem também do chá preto. Possui alta quantidade de catequinas, os famosos antioxidantes (flavonoides). A aplicação clínica do chá verde é bastante estudada devido à sua propriedade antioxidante, principalmente na prevenção das doenças cardiovasculares e de alguns tipos de câncer.

Os chás em cápsulas, mais concentrados, difundidos mundialmente e encontrados com facilidade nas farmácias, devem ser consumidos com moderação, sobretudo se a pessoa sofre de distúrbios cardiovasculares, como arritmias, e de alterações gastrointestinais, como gastrites e úlceras.

Os compostos fenólicos do chá também são considerados antinutrientes, pois diminuem a digestibilidade proteica; nesse aspecto, o consenso científico é fraco, mas essa ação é observada em alguns importantes estudos internacionais. Portanto, seu consumo deve ser evitado junto às grandes refeições.

Chá verde: verdades e mitos

Pesquisas científicas realizadas nos Estados Unidos e na Europa comprovam os benefícios do chá verde. Como o chá preto sofre fermentação, seu poder terapêutico não é o mesmo do chá verde e, com isso, parte dos princípios ativos é eliminada. Essa erva, conhecida há mais de 5 mil anos pelos orientais, vem ganhando destaque no cenário científico mundial devido aos seus inúmeros benefícios para a saúde: diminuição dos níveis de colesterol, ação anti-inflamatória, ação antidepressiva, suplementação de vitaminas e minerais, efeito anticarcinogênico, perda de peso e fortalecimento do sistema imunológico.

Um trabalho realizado na Universidade de Nagayama, no Japão, mostrou que o consumo diário da infusão reduz em 30% os riscos de acidente vascular cerebral (AVC) na terceira idade. Outro estudo, realizado na Universidade do Kansas, nos Estados Unidos, comparou o chá verde com o vinho tinto no que diz respeito aos benefícios coronarianos e o resultado surpreendeu os pesquisadores: a bebida dos orientais é mais eficaz que o vinho tinto, devido a uma substância chamada galato de epigalocatequina (EGCG). No que diz respeito à ação antioxidante, os resultados foram igualmente surpreendentes: quando comparado a outros antioxidantes, o chá verde mostrou uma eficiência 100% maior que a vitamina C e 25% maior que a vitamina E.

Um trabalho publicado no *American Journal of Clinical Nutrition* demonstrou que o chá verde é mais estimulante que o café. Outra pesquisa, realizada pela Universidade de Genebra, na Suíça, mostrou

que os polifenóis presente no chá verde aumentam a queima calórica e o gasto energético total, podendo a bebida ser indicada para perda de peso.

A dose recomendada é de 1 litro por dia, não devendo ser ultrapassada, pois o excesso pode causar efeitos colaterais como insônia, pirose e manchas nos dentes. Para os pacientes que não toleram as infusões ou não se adaptam ao sabor do chá, existem cápsulas com o extrato da planta ou o chá misturado com frutas secas, que proporcionam melhor palatabilidade.

Chocolate

Um dos primeiros relatos sobre o chocolate nos conduz à corte de Montezuma, rei dos astecas (civilização que habitava a região da atual Cidade do México) do século XVI, quando foi servido certo *xocoati* – bebida amarga feita à base de semente de cacau – ao conquistador espanhol Hernán Cortés, que, gostando da novidade, levou-a para a Espanha. Inicialmente, ela era adoçada e aromatizada com canela e baunilha e servida quente. A bebida permaneceu como um segredo espanhol por quase cem anos, quando foi levada para a França.

Em 1657, um francês abriu em Londres uma loja na qual era vendido chocolate sólido para fazer a bebida por 5 a 10 *shillings* o quilo. Com esse preço só os ricos podiam beber chocolate. Com o tempo, novas casas de chocolate apareceram e à mistura foi acrescentado leite. Somente no século XIX o chocolate se popularizou, devido à redução dos impostos sobre a importação do cacau.

O chocolate, tal como o conhecemos hoje, é o produto da mistura de vários ingredientes, tendo como base a semente do cacau. É consumido de diversas formas, inclusive em bebidas, dá gosto a alimentos e é comum como cobertura de bolos ou pães. De gosto amargo nas utilizações mais antigas, teve de se adaptar aos consumidores mais afeitos aos sabores doces – e é nessa forma que é mais consumido.

A constituição do chocolate guarda segredos muito saudáveis. Sua base é o licor de chocolate, feito a partir da manteiga de cacau e do açúcar. No entanto, outras substâncias, como baunilha, sal, especiarias e óleos de essências, fazem parte das inúmeras fórmulas dos chocolates – artesanais ou industrializados. O chocolate adocicado contém pelo menos 15% a 35% de licor de chocolate. Os produtos de chocolate podem variar muito em sua constituição e, normalmente, requerem

adição extra de manteiga de cacau, fazendo com que o produto final seja moldável e se desmanche na boca.

O chocolate e todos os demais derivados do cacau devem ser consumidos preferencialmente à temperatura de 18 °C a 20 °C, com umidade de, aproximadamente, 50%. Flutuações de temperatura fazem com que a manteiga de cacau se infiltre na superfície do doce, tornando os produtos acinzentados ou esbranquiçados.

Em virtude do alto preço da manteiga de cacau, foram desenvolvidos substitutos com sabor semelhante. No entanto, alguns países proíbem a venda desses produtos modificados artificialmente para simular o chocolate. A manteiga de cacau (óleo de *theobroma*), obtida das sementes da planta, é uma gordura vegetal com leve aroma de chocolate e contém antioxidantes naturais que evitam a formação do ranço, permitindo o armazenamento do produto por até dois anos.

Ela é rica em ácidos graxos saturados e insaturados, podendo diminuir os valores de colesterol e triglicérides e aumentar o HDL colesterol – o "colesterol bom". Essa composição de gorduras é benéfica ao organismo, desde que ingerida em quantidades moderadas. A gordura da manteiga de cacau é vegetal e, por isso, não contém colesterol. A distribuição de gorduras está dentro das recomendações estabelecidas pela Associação Americana de Cardiologia.

Há séculos o chocolate está relacionado ao prazer, ao desejo e ao sucesso sexual. Talvez essa fama se deva aos astecas, pois a colheita do cacau coincidia com festivais de acasalamento e orgias, passando essa impressão aos espanhóis. O cacau possui duas substâncias com ação neurotransmissora: triptofano e feniletilamina. O triptofano provoca sensações de alegria e sonolência, já a feniletilamina remete a quadros de euforia. Essas ações, observadas em experimentos animais, requereriam, quando efetivada nos humanos, grande quantidade de consumo, impossível com a utilização regular de chocolate.

Outra substância presente nele é a teobromina, de ação metabólica muito semelhante à da cafeína. No consumo excessivo, provoca taquicardia e aumento da capacidade respiratória, sem relação direta com estímulos sexuais.

A melhor resposta para os inquéritos epidemiológicos que fornecem resultados positivos na relação entre consumo de chocolate e melhora sexual deve estar na observação das sensações gustativas do chocolate na boca, onde seus aromas e sabores proporcionam a sensação de prazer, aliada certamente à cremosidade e à facilidade de derretimento causada pela temperatura corporal.

A adição da gordura e do açúcar no preparo do chocolate fornece subsídios metabólicos para liberação, pelo sistema nervoso central, de serotonina e dopamina, neuro-hormônios relacionados à melhora do humor, à sensação subjetiva e ao aumento da libido. O chocolate contém estimulantes alcaloides, como a cafeína e a teobromina. Não é de estranhar que os jovens ou os que desejam permanecer ativos encontrem nele um aliado, aumentando a atenção e a capacidade física.

O chocolate, principalmente o amargo, possui grande quantidade de flavonoides, fitoquímicos que têm relação direta com longevidade, antioxidação dos radicais livres e redução da aterosclerose. Quem vive pouco certamente usufrui pouco de seu potencial sexual. Portanto, talvez o aspecto libidinoso seja a melhor contribuição do chocolate.

Chocolate amargo: um alimento protetor

Os profissionais de saúde recomendam o consumo em larga escala de alimentos ricos em fitoquímicos, como por exemplo os flavonoides, que dão cor a frutas, vegetais e flores. Os flavonoides podem ser recomendados para compor uma dieta saudável. A grande dificuldade é identificar alimentos de fácil consumo, acessíveis a toda a população e que apresentem validações científicas importantes.

Ainda não há uma recomendação oficial e definitiva das sociedades científicas sobre a quantidade de flavonoides ou dos alimentos ricos em fitoquímicos que deve ser ingerida para ser benéfica à saúde.

Recentes estudos indicam que os flavonoides encontrados no cacau têm variedade de ações favoráveis, incluindo a proteção antioxidante e a modulação do endurecimento vascular, contribuindo, de forma direta, para a prevenção da aterosclerose.

O chocolate amargo, cujo principal componente é o cacau, pode ser recomendado para esse fim, principalmente por ser reduzido em açúcar e leite, importantes vilões da obesidade e da aterosclerose. O cacau puro e o chocolate fornecem traços minerais necessários para otimizar o funcionamento de todos os sistemas biológicos e vascular. A quantidade de gordura presente no chocolate é relativamente alta, porém, um terço da gordura que integra a manteiga de cacau é composto pelo ácido graxo esteárico, o qual não interfere na taxa de colesterol nos seres humanos. Chocolate ao leite, porém, não protege o coração.

Na atualidade, inúmeros estudos epidemiológicos e revisões de literatura sugerem que o consumo de chocolate, de forma regular e por muito tempo, pode trazer alguns benefícios para a saúde humana, reduzindo a pressão arterial e a incidência de doenças cardiovasculares. Os benefícios metabólicos decorreriam dos compostos fenóis, pertencentes à classe dos flavonóis: catequina, epicatequina e procianidinas. Outros compostos também são encontrados no cacau, como cafeína e similares, flavonas e ácidos hidroxicinâmicos.

Alguns estudos de biodisponibilidade em humanos, com consumo regular de chocolates ao leite, sugerem que as concentrações plasmáticas dos polifenóis do cacau são menores que as concentrações utilizadas nos estudos *in vitro*. No entanto, o chocolate é uma rica fonte de açúcar e gorduras, fatores questionáveis e conflitantes como parte de uma estratégia nutricional com o intuito de promover a saúde cardiovascular. Dessa forma, o consumo de cacau deveria ser efetivado com chocolate amargo (altas concentrações de cacau) e na quantidade de 100 g/dia.

Chocolate e café pela ótica dos antioxidantes

O chocolate e o café despontam como importantes fontes de antioxidantes na alimentação diária das pessoas. Os antioxidantes estão presentes em muitos dos alimentos consumidos diariamente, no entanto, de acordo com o preparo e muitas outras particularidades, como armazenamento e temperatura, a concentração desses compostos pode variar de forma importante. O chocolate amargo, produto comercial que ocupa o espaço de alimento funcional prático, apetitoso

e culturalmente aceito em quase todos os países, possui grande concentração de antioxidantes. Sobre ele não recaem os argumentos relacionados à obesidade, visto que possui quantidade reduzida de leite e açúcar. Já o café, difundido em todas as culturas e encontrado em qualquer hora e momento, pode também ser uma boa fonte, ocupando o terceiro lugar na concentração de antioxidantes. Técnicas de preparo e conservação podem tornar o café mais atuante na prevenção de várias doenças: filtragem com papel, temperatura de filtragem inferior a 90 °C, evitar exposição à luz, preparo no momento do uso, utilização de grãos moídos no momento do preparo.

Tabela de antioxidantes e alimentos consumidos

Componente	Porção	Quantidade de Antioxidantes
Chocolate amargo	44 g	1.052 mg
Uva vermelha	130 g	624 mg
Café	250 ml	396 mg
Banana	130 g	389 mg
Maçã	160 g	258 mg
Chá verde	250 ml	236 mg
Vinho	177 ml	189 mg
Abacate	220 g	177 mg
Nozes	100 g	128 mg

Fonte: www.cafeituano.com br, 2003.

O doutor S. Rössner, no Congresso Europeu de Nutrição Parenteral e Enteral, realizado em Estocolmo em 1999, proferiu uma conferência mostrando os mitos e as verdades sobre o chocolate. Existem mais mitos que verdades, segundo o pesquisador sueco. O chocolate, afirma, tem como propriedade saudável, além dos efeitos estimulantes e energéticos, a redução dos sintomas da síndrome de tensão pré-menstrual. E ele não aumenta o colesterol, por ser rico em ácido graxo esteárico. Uma notícia boa para diabéticos é que os valores de glicose, após a ingestão do chocolate, não são diferentes dos alcançados quando a glicose é ingerida

de outras formas. Comer chocolate em quantidades moderadas não é diferente de ingerir outros carboidratos, e pode trazer benefícios para a saúde quando bem dosado.

O chocolate pode ser modificado de muitas maneiras, o que lhe permite formas criativas de sabores e odores. Na atualidade é impossível trabalhar em nutrição ou gastronomia sem conhecer detalhes de fabricação e manipulação do chocolate.

Comida Japonesa

Devido a sua longa história na alimentação, os japoneses desenvolveram uma culinária fina e sofisticada. Nos últimos anos, a comida japonesa tornou-se muito popular no mundo ocidental, principalmente no Brasil – não somente por sua apresentação e sabor, mas também por ser considerada saudável. De fato, a culinária japonesa é conhecida por dar importância à sazonalidade dos alimentos, à qualidade e ao frescor dos ingredientes. Acredita-se que a dieta nipônica tenha relação com a longevidade do povo japonês, graças a seus diversos nutrientes benéficos – entre eles, o ômega 3 do salmão, o gengibre, que tem ação termogênica e anti-inflamatória, a soja no auxílio da redução do colesterol, a fibra presente nas algas, o cogumelo na melhora da imunidade, o chá verde para um bom funcionamento digestivo.

Contudo, devemos lembrar que esse tipo de refeição também pode trazer malefícios à saúde devido ao exagero. Em primeiro lugar, a utilização inadequada da quantidade de molho de soja (*shoyu*), ingrediente bastante presente nessa culinária, pode causar retenção de líquidos e aumento da pressão arterial por ser rico em sódio. O consumo de *shoyu* em um rodízio, por exemplo, pode atingir a recomendação máxima de sódio diária em uma única refeição. O excesso de frituras, como o tempurá e *guioza*, a manteiga do *shimeji* e o *cream cheese* do *temaki* também comprometem uma alimentação saudável. Isso não significa que não possam ser ingeridos, mas devem ser consumidos com cautela. Uma dica é optar pelo consumo à *la carte* em vez de rodízio, para não exagerar.

Culinária japonesa: valor calórico e outras considerações

Rotineiramente, os profissionais de saúde envolvidos com nutrição, sejam médicos, nutricionistas, gastrônomos ou *chefs* de cozinha, são questionados acerca da verdadeira qualidade em alimentação dos pratos do dia a dia. Nesse sentido, as dúvidas quanto à culinária japonesa ultrapassam todas as outras.

Na verdade, o valor calórico dos pratos da culinária japonesa não difere daqueles comumente consumidos por pessoas preocupadas com ingestão calórica ou restrição de sal e gordura saturada. O grande perigo reside verdadeiramente no abuso, na facilidade de contaminação dos alimentos consumidos crus e na grande ingesta de sal, presente nos molhos à base de *shoyu* (100 ml contém 2.000 mg de sódio, sendo essa a nossa recomendação diária de sódio, segundo a nova diretriz da Sociedade Brasileira de Cardiologia). Portanto, evite colocar *shoyu* no arroz, o qual já é temperado com vinagre e não necessita de mais molho.

A soja é cultivada há três mil e quinhentos anos. Pode ser consumida em grão, farinha, queijo e leite, e é considerada um alimento de alto valor nutritivo. A partir da sua fermentação, acrescida de trigo, sal e água, originou-se o *shoyu*, um dos produtos mais recentes da culinária oriental, com cerca de quinhentos anos. Antes dele, os condimentos mais comuns eram o sal, o vinagre e o missô (pasta fermentada e salgada utilizada em sopas e pratos frios). Para a produção do *shoyu*, a soja é cozida, o trigo é torrado e levemente esmagado e os dois são misturados para, depois, receberem o fermento. Atualmente, o *shoyu* é fabricado a partir da hidrólise que separa os aminoácidos da soja, acrescentados de caramelo e aromatizantes. Esse processo leva em média uma semana. Ele contém proteínas, vitamina B e enzimas obtidas com o processo de levedura.

A seguir, colocamos algumas apresentações corriqueiras para auxiliar nas escolhas e orientações de cardápios alternativos.

Alimento	Quantidade	Valor calórico (kcal)
Temaki de kani kana	1	225
Sashimi de atum	1	23
Sashimi de peixe branco	1	24
Sashimi de salmão	1	28
Nigiri sushi de atum	1	82
Nigiri sushi de peixe	1	83
Nigiri sushi de camarão	1	93
Nigiri sushi de salmão	1	96
Sushi Califórnia	1	70
Harumaki de legumes	1	110
Harumaki de queijo	1	180
Shimeji	1 prato de sobremesa	315
Missoshiro	1 xícara de chá	70
Yakissoba de carne, frango e legumes	1 prato raso	490
Guioza frito com carne suína	1	80
Tempurá de legumes	1 prato de sobremesa	120
Hot roll empanado	1	72
Temaki de salmão com cream cheese	1	215
Saquê	100 ml	134
Molho shoyu	2 colheres de sopa	10

Fonte: www.nutricaoclinica.com.br, acesso em 25/3/2011.

Wasabi: além de uma simples pasta

O *wasabi* ou raiz-forte é um tempero em pasta usado na culinária japonesa, feito da planta *Wasabia japonica*. No passado, era utilizada como planta medicinal e antídoto para envenenamentos por ingestão de alimentos, por isso era – e continua sendo – servida com peixe cru. É utilizada para acompanhar *sushi* e *sashimi*, tradicionais pratos da culinária oriental.

De sabor ardido, deve ser usada logo após cortada ou ralada, pois quando exposta ao calor e à luz ela escurece e perde o sabor, tornando-se muito amarga. Guarde-a na geladeira, embalada em sacos plásticos, ou

no congelador, pois quanto maior o tempo de armazenamento, menos picante ela fica.

Além de tornar o prato mais picante, o *wasabi* oferece muitos benefícios à saúde, por ser rico em potássio, fósforo, cálcio, magnésio, vitamina C, antioxidante e uma substância chamada isotiocianato, composto que auxilia no processo digestivo dos alimentos e ainda tem poder bactericida e antisséptico.

A raiz-forte pode ser consumida nas seguintes formas:

- natural, ralada ou em lâminas finas;
- adicionada em molhos (o que suaviza o sabor);
- servida com carnes, presunto e peixes, especialmente os defumados – ideal para vinagretes e conservas;
- para acentuar o sabor de condimento à base de mostarda;
- para aromatizar vinagre ou azeite de oliva;
- ralada diretamente no prato pronto (saladas, carnes, sopas frias, *sushi* e *sashimi*).

Couve

A couve possui alto valor nutricional e é uma das principais verduras usadas na medicina tradicional desde a Antiguidade. Dizem que nas antigas Grécia e Roma as couves eram utilizadas somente para fins medicinais, e não gastronômicos. Hoje em dia, é comprovado que a utilização das couves para a cura e prevenção de certas enfermidades é realmente eficaz, devido à sua composição nutricional, sendo um anti-inflamatório, antibiótico e anti-irritante natural.

Atualmente, existem diversos tipos de couves, destacando-se os seguintes:

- Couve-verde: é o tipo de couve que contém uma quantidade maior de nutrientes (couve-mostarda, conservada em salmoura).
- Savoy: de origem italiana, suas folhas são em novelo e largas; pode-se estufá-la ou recheá-la e, em saladas, deve ser preferencialmente temperada com azeite de oliva e aceto balsâmico.
- Couve-de-bruxelas: são couves-repolho em miniatura; resultam dos rebentos ao longo de um tronco de uma couve.
- Couve-flor: é considerada a aristocrata da família das couves; pode ser consumida cru, cozida ou gratinada.
- Couve roxa: é servida para acompanhar caças e carne de porco, adicionada de vinagre, maçã etc. Ótima em saladas marinadas.
- *Pak choi:* de origem chinesa, normalmente é servida em *stir fried* e em saladas.
- Couve coração-de-boi: como o nome indica, é em forma de coração, tipo repolho. Boa para sopas, estufados etc.
- Couve branca: de origem alemã, usada em salada *coleslaw* e *sauerkraut* (chucrute).

- Couve-portuguesa: folha verde-escura, rija. Serve para caldo verde.
- Couve *kohlrabi*: de origem alemã, é uma mistura de couve com nabo. Há dois tipos: a verde e a roxa. Come-se como legume, à *la crème*.

Couves na saúde e na terapia pela alimentação

A couve é fonte de betacaroteno, vitaminas C e E, ácido fólico, cálcio, ferro e potássio, contém bioflavonoides e outras substâncias que protegem contra o câncer. Uma xícara de couve possui o dobro das necessidades diárias desses nutrientes.

Ela é empregada em diversos tipos de enfermidades:

- Ressacas: ingerir couve com vinagres de frutas antes da ingestão de bebidas alcoólicas pode prevenir quadros de dor de cabeça e tontura.
- Constipação e gripe: o consumo na forma crua, em saladas, alivia os sintomas.
- Indisposição ou digestão difícil: o consumo na forma crua ou cozida, com pouco sal, pode evitar esses desconfortos.
- Úlcera gástrica: cura e/ou alívio da dor (consumir um litro de suco de couve durante oito dias – porém, não se deve ultrapassar essa quantidade nem esse período, pois o suco pode dificultar a absorção do ferro, causando anemia ferropriva).
- Cortes e feridas: ação cicatrizante após utilização sobre as feridas por alguns dias (troca constante das folhas).

Alguns estudos feitos no Japão e nos Estados Unidos mostraram que a couve também vem sendo usada no tratamento de tumores, como o de cólon e os hormônio-dependentes, como o de mama e dos ovários, pois estimulam o metabolismo das mulheres. Outro estudo, realizado em Lyon, na França, comprova que comer couve pelo menos uma vez por semana previne o tumor de pulmão em 70%. Esses trabalhos, no entanto, carecem de grande validação científica.

A seguir apresentamos uma receita clássica. Se não tiver toda a efetividade curativa, pelo menos é refrescante e apetitosa.

SUCO DE COUVE

Ingredientes:

- 2 folhas de couve lisa
- 2 folhas de couve-de-bruxelas
- 1 rama de couve-flor
- 1 rama de brócolis
- 4 cenouras
- 1 maçã
- 1 copo de suco de laranja

Modo de fazer:

Bata tudo no liquidificador. Sirva gelado e, no máximo, até duas horas após o preparo. Indicações: anemia, fraqueza e astenia, inapetência e distúrbios digestivos.

Cranberry

Cranberry (oxicoco) é uma fruta originária da América do Norte, cultivada em regiões frias. É importante fonte de polifenóis, fitoquímicos e de grande variedade de antioxidantes, principalmente vitamina C. Alguns trabalhos *in vitro* evidenciaram a redução da capacidade mutagênica de células cancerosas quando expostas aos derivados de *cranberry* (flavonoides dos grupos antocianidina, cianidina, peonidina e quercitina). Além da grande quantidade de vitamina C (13,3 mg/100 g), a fruta *in natura* possui altas participações de alguns antioxidantes naturais, como luteína e zeaxantina, fibras e oligoelementos.

Dietas da Moda

Em meados da década de 1970, após o lançamento do primeiro livro do doutor Atkins sobre dieta *low-carb*, os alimentos processados com baixos teores de carboidratos eram produzidos por pequenas empresas e distribuídos localmente. Na atualidade, uma verdadeira febre de lançamento domina o mercado dos Estados Unidos, envolvendo os gigantes da indústria dos alimentos. Unilever, General Mills, Sara Lee, Kraft Foods, Hein Celestial Foods, Heinz e Kellogg já vendem produtos com rótulos de *low-carb*. Os cálculos dos varejistas norte-americanos e institutos de varejo estimam que mais de 2 mil produtos *low-carb* estão à disposição dos consumidores nas prateleiras dos diversos varejistas em todo o país, e avaliam esse mercado em algo próximo de US$ 40 bilhões em potencial. De supermercados a drogarias, passando por lojas especializadas, "o consumidor americano já pode comprar hambúrguer, toalha de papel e alimentos *low-carb* no mesmo local", declara Laurie Kuntz, editora-chefe da revista *LowCarbiz*, publicação especializada baseada em Denver, em recente reportagem na *Newsweek*. Claro que essa oferta explosiva visa atender uma demanda de mercado poucas vezes vista na história do consumo de alimentos, especialmente quando se fala em benefícios à saúde por meio da nutrição. Só em 2004 foram mais de seiscentos lançamentos de produtos *low-carb*, de acordo com a Productscan Online, instituto de pesquisa de mercado de Naples, nos Estados Unidos.

Dietas *low-carb*: modismo ou novo padrão que veio para ficar?

Com a palavra, o consumidor. Em recente enquete realizada pela *Low Carbiz*, os participantes responderam se os alimentos *low-carb* serão modismo ou uma tendência que irá permanecer: 81% daqueles

que estão fazendo a dieta responderam que não é um modismo. Destes, 51% acham que vai permanecer para sempre e 19% afirmaram que irá durar por mais de cinco anos. A opinião contrasta com a de alguns especialistas de mercado.

O Centro de Excelência de Decisões em Marketing (Marketing Decisions Center of Excellence), divisão da ACNielsen especializada em teste de marketing, estima que 80% a 90% dos produtos lançados no mercado não sobrevivem após o primeiro ano de vida, mostrando um mercado dinâmico e exigente.

No entanto, outros fatores devem ser analisados para prevermos se esses alimentos serão um sucesso por longo prazo e dois deles são fundamentais: preço e sabor. Com a entrada das grandes indústrias de alimentos nesse segmento, o fator preço será superado, já que os fabricantes têm todas as condições de praticar preços reduzidos em um grande mercado como Estados Unidos, Europa e alguns países da Ásia. Afinal, mais de 35% da população norte-americana já tentou ou está tentando uma dieta pobre em carboidratos para controle de peso. O impacto dessas informações é tão grande que está prevista uma alteração importante da famosa pirâmide alimentar realizada pelo órgão dos nutricionistas dos Estados Unidos, a USDA.

Mas e o sabor? Sabemos que atualmente algumas dificuldades técnicas para a produção desses alimentos alteram características e ingredientes dos produtos. Recente pesquisa patrocinada pela Continental Foods' Krusteaz indicou que o sabor pode deixar alguns produtos vulneráveis. No estudo, 43% dos consumidores desses produtos se consideram insatisfeitos com o sabor, e 40% dos que revelam satisfação consideram mais saborosos os similares de alto teor de carboidrato.

Embutidos Portugueses

Em Portugal existem muitos tipos diferentes de embutidos, todos desenvolvidos de acordo com particularidades históricas e regionais. Na região de Trás-os-Montes, norte de Portugal, além dos embutidos tradicionais existem alguns muito especiais, seja no recheio ou mesmo na criatividade gastronômica.

Vejamos os principais:

Alheira: feita com pão, óleo de oliva, alho e carne, originariamente era utilizada pelos judeus e cristãos novos para enganar os inquisidores da Igreja. Como se parece com linguiça, a alheira era pendurada na lareira para secagem, passando a imagem de que aquela casa era cristã, já que os judeus não comem embutidos nem carne de porco. Naquela época, as alheiras não continham carne de porco. Hoje, elas são feitas de carne suína e aves.

Azedo: embutido de carne de porco e pão, semelhante às alheiras, possui algumas diferenças nos temperos, com menos alho na preparação.

Butelo: embutido da região de Bragança. É feito com carne de porco e pequenos pedaços de ossos; a carne escolhida é sempre a costela, rica em gordura.

Chouriça: embutido de sabor forte, com muito tempero, feito de carne de porco, orégano, sal, pimenta-do-reino, água e vinho.

Salpicão: embutido mais elaborado, somente com lombo de porco e alguns temperos, muito parecido com a chouriça, porém mais leve em sabor.

Chouriço de mel: embutido sem carnes que mistura nozes, mel, amêndoas, pão e muito pouco sal.

Energéticos

O consumo de energéticos é uma rotina em festas, baladas e no dia a dia de inúmeras pessoas. Possuem a fama de potencializadores da atividade física, da memória, da capacidade de trabalho e do prazer. Na verdade, todos eles têm composição parecida quando avaliamos as fórmulas: água, carboidratos (dextrose, maltodextrina, sacarose), complexo B, cafeína, taurina, aminoácido, corantes e essências diversas.

Em algumas pesquisas sobre sensações ao consumir energéticos, a maioria das pessoas diz sentir alegria, euforia e desinibição. Nesse aspecto não existe relação causal entre os componentes das fórmulas. Certamente, essas sensações devem estar mais relacionadas a efeitos psicológicos e ao somatório de impulsos do ambiente. Em termos comparativos, uma lata de energético equivale a uma xícara média de café expresso, 2,5 xícaras de chá verde e 600 ml de refrigerante à base de cola.

Excesso de Peso

Estudo epidemiológico da Universidade de Harvard publicado no *The New England Journal of Medicine* ranqueou os principais vilões do ganho de peso, que estão presentes no dia a dia da sociedade moderna. A pesquisa foi feita com 120 mil homens e mulheres não obesos durante 13 anos. No período, eles ganharam em média 1,5 quilo a cada quatro anos.

1. O maior vilão foi a batata *chips*, contribuindo com quase 800 g de ganho de peso. Walter C. Willett, chefe do Departamento de Nutrição da Escola de Saúde Pública de Harvard, diz que a batata deve ser consumida ocasionalmente e em quantidades modestas.
2. O segundo vilão é a *baked potato*, que aumenta o nível de açúcar no sangue e insulina mais rapidamente e a níveis mais altos do que açúcar puro na mesma quantidade de calorias. As batatas fritas fazem o mesmo, com o adicional da gordura. A *baked potato* foi responsável pelo ganho de 580 gramas
3. Em terceiro lugar, ficaram as bebidas adoçadas, que contribuíram com o ganho de 460 gramas.
4. A carne vermelha é a quarta maior vilã do peso, contribuindo para o aumento de 430 gramas.
5. As carnes processadas, como salame e outros frios, promoveram o aumento de 420 gramas.
6. A sexta posição é dos doces e sobremesas, que contribuíram com 230 gramas.
7. Na sétima posição, o álcool: um drinque por dia aumenta o peso em 190 gramas.

8. Em oitava posição vem o cigarro. Quem acabou de parar de fumar pode ter aumento de até 2,34 quilos.
9. Dormir menos de seis horas ou mais de oito também contribui para o ganho de peso.
10. Cada hora em frente à TV por dia gera um aumento de 140 gramas em quatro anos.

Feijoada

Muitos historiadores, na atualidade, refutam de forma contundente a origem da feijoada relacionada com a alimentação dos escravos. Entre os colonizadores portugueses proprietários dos escravos havia muitos originários de camadas pobres de Portugal. Ao emigrarem para o Brasil, certamente mantiveram os seus costumes de alimentação, entre eles a utilização de miúdos e de todas as partes dos animais (rabo, orelha, pés etc.). Segundo dados históricos, não havia abundância de alimentos nas cidades do Brasil colonial e os escravos eram alimentados basicamente com farinha, água e produtos coletados nas áreas circunvizinhas às senzalas. Os famosos pertences da feijoada eram consumidos pelos portugueses e demais membros da administração das fazendas, e aos escravos não restavam muitos ingredientes para misturar ao feijão.

Seja qual for sua história, há quem diga que a feijoada é um dos pratos mais calóricos da culinária brasileira. Mas dá para preparar uma boa receita com menos gorduras, ainda mais saudável e saborosa que a tradicional. José Orlando, o famoso "Bolinha", um dos maiores especialistas no assunto, dá algumas dicas para diminuir a gordura da feijoada. Entre elas destacam-se:

- Ferver as carnes salgadas por 30 a 40 minutos somente com água. Muito da gordura que não queremos eliminamos ao jogar essa água fora.
- Quando se cozinham as carnes com o feijão, aflora uma nata de gordura que deve ser eliminada constantemente, até o final do processo, com uma concha ou colher.
- Experimente cozinhar com azeite. É mais saudável que o óleo convencional e também pode ser utilizado no tempero da feijoada e nos molhos.

Fermento em Pó

Há diferentes tipos de fermentos em pó, mas todos eles atuam liberando gás carbônico e proporcionando o "crescimento" das massas. Eles são divididos em três tipos.

*Bicarbonato de s*ódio: substância química simples que em contato com líquidos ácidos libera gás dióxido de carbono (por exemplo: em contato com leite ou soro de leite).

Fermento em pó clássico: composto originado da mistura industrial do bicarbonato de sódio com algum ácido seco (monoidrato de fosfato monocálcico, di-hidrato de fosfato de cálcio, sulfato de alumínio e sódio). Geralmente, é utilizado em massas que não contêm compostos ácidos. Quando em contato com líquidos, ocorre a liberação do gás carbônico.

Fermentos duplos: os fermentos químicos possuem os dois tipos de misturas, por isso são chamados "fermentos duplos". Inicialmente, com a mistura úmida liberam parte do gás produzido e, gradativamente, com o aquecimento no forno, liberam outras partes de gás, conferindo um aspecto "fofo" ao produto final.

O bicarbonato de sódio possui data de validade muito longa, então ele não perde suas características com o passar do tempo. Já o fermento em pó, de acordo com a sua composição, sofre reações naturais entre os compostos e no contato com líquidos e exposição ao ar ambiente. Uma boa técnica para avaliar a sua integridade é misturar um pouco do fermento em pó com água: aquele com boa qualidade desencadeará um processo químico com grande liberação de gás e borbulhas.

Gengibre

O gengibre (*Zingiber officinale*) é uma planta perene da família das zingiberáceas que cresce, preferencialmente, em clima úmido. No Brasil, é cultivado principalmente na faixa litorânea de Santa Catarina, do Paraná e no sul de São Paulo. O gengibre é uma das especiarias mais populares do mundo e pode ser encontrado em diferentes formas: seco, fresco, moído, cristalizado, em pó etc. No Brasil, é muito utilizado em receitas de chás e em preparados festivos, como o famoso quentão.

O gengibre em pó tem o sabor mais suave e diferente do fresco. Por isso, não pode substituir o gengibre cru nas receitas. A versão em pó é muito usada na confeitaria e em padarias para fazer bolos, pães, biscoitos e tortas. Também combina com frutas e legumes e faz parte de várias misturas de temperos.

O rizoma é a parte da planta cultivada e a mais utilizada para fins culinários e medicinais: cerca de 2,5% a 5% dele é composto por gingerol e shogaol, substâncias picantes responsáveis pelos principais efeitos terapêuticos atribuídos à especiaria, como ação analgésica, diurética, anti-hepatotóxica, anti-inflamatoria, anti-hiperglicemiante, antimicrobiana, antialérgica, antipirética, além de ser usado em casos de reumatismo, cefaleias, resfriados, febre, náusea e outras desordens estomacais.

Os compostos do gengibre são mediadores do processo inflamatório que promovem e facilitam alterações periféricas como dor, calor, rubor, aumento da permeabilidade vascular e ação imunológica por meio da "atração" de células fagocitárias, neutrófilos e linfócitos.

O gengibre também possui em sua composição fitoquímicos como o betacaroteno, ácido ascórbico e flavonoides, evidenciando mais uma ação: a antioxidante.

Inverno

No inverno, em função do frio e do aumento do gasto energético (para manter a temperatura corporal), as pessoas tendem a comer mais e a procurar alimentos mais calóricos. Como prato tradicional dessa época do ano, o *fondue* sempre foi sinônimo de romantismo, mas também de excesso de calorias.

Ter alguns cuidados com a saúde durante o inverno, como adaptar as preparações consumidas nesse período e torná-las menos calóricas e gordurosas, além de praticar atividade física, pode manter seu peso e prevenir obesidade, diabetes e doenças cardiovasculares.

O bom-senso e a moderação na hora de selecionar os ingredientes é o primeiro passo para aqueles que procuram se alimentar de maneira saudável, sem perder o prazer de um prato saboroso como o *fondue*. A versão tradicional do *fondue* de queijo é muito calórica, rica em gordura (saturada, principalmente) e colesterol. No preparo, uma dica é dar preferência ao leite desnatado e substituir os queijos amarelos gordurosos (como gorgonzola, parmesão, *brie*, *ementhal*, *gruyére* e estepe) pelos brancos magros (queijo minas *light*, *cottage*, ricota), que são menos calóricos. Os acompanhamentos também podem ser menos calóricos e saudáveis: em lugar do pão comum, usar vegetais ou pão integral *light*; o vinho, especialmente o tinto, protege o organismo de doenças cardiovasculares.

Outra boa dica são as sopas de legumes e hortaliças, que aquecem o corpo, alimentam, são pouco calóricas e ricas em vitaminas e minerais antioxidantes que reforçam as defesas do seu organismo. Utilize legumes batidos no lugar de creme de leite ou massas, carnes magras ou frango sem pele e acrescente fibras solúveis, como o farelo de trigo ou de aveia. As fibras ajudam a regular a função intestinal, mantêm

o colesterol em níveis normais e provocam a sensação de saciedade. Para acompanhar, dê preferência aos pães integrais na versão *light* ou o pão sueco, que é pobre em gorduras.

Na atualidade, estamos cada vez mais informados sobre os chamados alimentos funcionais. No caso das sopas, podemos estimular a criatividade e incorporar alguns desses alimentos, como o azeite de oliva.

Lanche das Crianças

O lanche é fundamental do ponto de vista nutricional. As crianças em idade escolar, em que há um desenvolvimento de atividades físicas e intelectuais, não devem permanecer longos períodos em jejum. O lanche não é o vilão que tira o apetite das crianças antes do almoço ou jantar. O horário de lanche da escola, o tipo e a quantidade de alimentos é que devem ser selecionados.

- Preparar um lanche saudável e variado, que ao mesmo tempo satisfaça ao paladar da criança.
- Chocolates, doces, balas, refrigerantes e salgadinhos são excessivamente calóricos e não têm valor nutritivo.
- O que seria um lanche saudável e equilibrado? Sucos, chás ou água para repor as perdas hídricas ocorridas durante as atividades físicas. Uma fruta, por ser rica em vitaminas, sais minerais e fibras. As mais práticas são maçã, banana, pera, mexerica e uva. Ofereça pães, bolachas e bolos, cuja principal função é fornecer energia. Ofereça proteínas lácteas (queijos, requeijões), iogurtes, frios e defumados, que são os responsáveis pela construção e manutenção dos tecidos do corpo e auxiliam o funcionamento do sistema imunológico. Sempre utilize lancheiras de material térmico para manter a qualidade dos alimentos.

Leite

O leite acompanha a história do homem. Em relatos antigos, em pinturas rupestres e em todos os livros religiosos encontramos relatos sobre o leite como alimento. Na gastronomia, ele está presente em inúmeras receitas, seja como principal ingrediente ou no preparo de molhos e cremes. Do leite derivam os queijos, em suas mais variadas apresentações, bem como os iogurtes, resultantes de processos de fermentação e tão em moda na atualidade em razão de sua função probiótica, protetora contra as doenças cardiovasculares e o câncer.

Os leites dos tipos A, B e C possuem praticamente a mesma composição nutricional. A diferença entre eles reside em:

- tipo de rebanho;
- método de ordenha;
- processo de obtenção/armazenamento;
- número de bactérias presentes após a pasteurização.

O tipo A é obtido de um único rebanho e não há contato manual com o leite em nenhuma fase do processo. A ordenha é mecânica e o leite segue por tubulações diretamente para o compartimento onde sofre pasteurização, homogeneização e envase. O número máximo de bactérias permitido para esse leite é de 500/ml. O tipo B é obtido de rebanhos diferentes e sua ordenha pode ser realizada mecânica ou manualmente. O leite deve ser refrigerado no próprio local da ordenha (propriedade rural) por até 48 horas em temperatura igual ou inferior a 4 °C e transportado em tanques até o local apropriado, onde será processado. O número máximo de bactérias permitido para esse leite é de 40.000/ml. O tipo C tem a mesma origem e tipo de ordenha do leite tipo B. Entretanto, não é refrigerado na fazenda leiteira. Após a

ordenha, o leite é transportado em tanques até um local apropriado (estabelecimento industrial) até as dez horas da manhã do dia de sua obtenção, onde só então é processado, seguindo os prazos estipulados por lei. O número de bactérias presentes no leite C pode chegar, por determinação da lei, a 100.000/ml.

Quanto à conservação, os três tipos de leite são divididos em pasteurizados (A, B, C) e esterilizados (integral, semidesnatado e desnatado, de acordo com seu percentual de gordura). Existem ainda os leites enriquecidos com nutrientes ou com baixo teor de lactose. A principal diferença entre o leite pasteurizado e o esterilizado é a temperatura aplicada no processo de exclusão das bactérias patogênicas (que trazem riscos à saúde). O leite pasteurizado tem a vantagem da perda mínima de suas vitaminas e da preservação de microrganismos que auxiliam na flora intestinal, pelo fato de ser submetido a menores temperaturas em relação ao esterilizado.

Leite: por que não podemos rejeitá-lo?

O leite é uma das duas únicas substâncias na natureza destinadas exclusivamente a servir de alimento. Fornece-nos caseína e albumina, proteínas de altíssima qualidade que são muito bem aproveitadas pelo organismo, trazendo benefícios como a formação do tecido muscular e a melhora da qualidade da pele, das unhas e do cabelo. Além disso, o leite é importante fonte de minerais, como o cálcio – essencial para os ossos, por evitar a osteoporose – e o fósforo. Sua alta oferta de proteína e cálcio também contribui, respectivamente, para maior saciedade e bloqueio das enzimas que formam as células de gordura, sendo então um alimento muito indicado para a manutenção do peso. Por também ser rico em triptofano, um nutriente que auxilia na formação do hormônio responsável pela sensação de bem-estar, é uma excelente opção antes de dormir, favorecendo o relaxamento e uma boa noite de sono. Além de todos esses benefícios, o leite pode melhorar nossa concentração, atuar no combate à anemia, por conter vitaminas A, D, E e do complexo B, e ajudar a controlar a pressão arterial.

A ingestão recomendada para atingirmos a necessidade de cálcio é de três copos de leite de 250 ml por dia. Pode ser introduzido em nossa dieta por meio da cocção de cereais como arroz, no mingau de aveia ou batido com frutas, conferindo-lhes cor e sabor especial e aumentando o valor nutritivo do preparo.

Os diferentes tipos de leite disponíveis para a comercialização são classificados de acordo com o seu processo de ordenha e industrialização.

Leite longa vida pode ser uma boa opção?

O leite longa vida é resultado do aprimoramento de processos tecnológicos de tratamento térmico e, por não precisar de refrigeração enquanto a embalagem estiver fechada, confere segurança ao consumidor, conservando suas propriedades nutritivas.

O armazenamento do leite longa vida é um ganho em qualidade e logística. Já o leite pasteurizado, acondicionado em saquinhos, possui uma vida muito curta e o transporte para diferentes lugares faz com que tenha prazo de validade muito limitado.

Para a classificação longa vida, o leite precisa, em primeiro lugar, ter matéria-prima de boa procedência, passar pelo processo de ultrapasteurização e, em seguida, ser acondicionado em embalagens assépticas. Com esse procedimento, o leite fica mais protegido de contaminações por bactérias e microrganismos e não necessita de conservante.

O longa vida é submetido, durante dois a quatro segundos, a uma temperatura entre 130 °C e 150 °C, mediante um processo térmico de fluxo contínuo, imediatamente resfriado a uma temperatura inferior a 32 °C e envasado assepticamente. Dessa forma, pode ficar armazenado por bastante tempo e, mesmo assim, conservar suas características nutricionais. Além disso, pode receber a adição de nutrientes importantes como ferro, cálcio e fibras, tornando-o ainda mais nutritivo.

Queijos artesanais brasileiros: quais as diferenças?

Os queijos artesanais são aqueles fabricados com leite cru, com técnicas rudimentares e seculares, o que pode potencializar

contaminações bacterianas. No enfoque gastronômico são conhecidos como queijos *terroir*, relacionando-se com o clima, pastagem e tipos de bactérias utilizadas nos processos de produção: filtragem do leite, desnatação, cozimento da massa, eliminação do soro residual, adição de leite cru, prensagem e moagem da massa, nova mistura com creme de leite e maturação. Em todos esses processos há um grande potencial de contaminação, acrescido da possibilidade de contaminação presente no leite cru de preparo ou de adição. No Brasil, um exemplo de ganho em excelência está na produção do queijo da Serra da Canastra*.

Tipos de queijos *terroir* no Brasil:

- Coalho: leite proveniente de vacas alimentadas com cactos, originário de leite coalhado. Após a retirada do soro, utiliza-se sal e descanso em formas especiais.
- Serrano: leite proveniente de pecuária de corte, criação extensiva, produzido em regiões frias do Rio Grande do Sul.
- Marajó: leite de búfala, coloração branca intensa, aroma leve, tons de sal, levemente adocicado e consistência cremosa.
- Minas/Canastra: leite bovino de pecuária extensiva, prensagem manual, reutilização de soro que escorreu da prensa da produção anterior como estimulante da maturação ou "fermento".
- Colonial: leite de vacas da região sul de Santa Catarina, sabor ácido e picante, maturação longa, em torno de 15 dias.

* N. do E.: Ao menos o queijo tradicional de Minas (Canastra) vem passando por um processo de profissionalização e regulamentação que impuseram rigorosas normas de higiene. Vide o documentário *O mineiro e o queijo*, de Helvécio Ratton, disponível em www.omineiroeoqueijo.com.br.

Maçã

A nossa maçã do dia a dia (*Malus pumila*) é muito significativa na dieta do brasileiro, não somente pelo fato de ser uma fruta tradicional que geralmente é inserida na primeira infância do indivíduo, mas também por suas características benéficas comprovadas, principalmente aquelas associadas às fibras solúveis e insolúveis. Estudos agora atribuem mais um benefício à maçã: a atividade antioxidante encontrada em sua casca e uma atividade antiproliferativa contra as células cancerígenas por intermédio dos triterpenoides, composto encontrado em algumas cascas de frutas e que auxilia na redução da incidência do câncer de pulmão, da atividade citotóxica e das famosas doenças cardiovasculares. Estudo da American Chemical Society indica também que os benefícios podem aumentar se houver uma associação com a ingestão de vegetais.

Maionese

Esse é um dos mais polêmicos alimentos ou ingredientes das receitas clássicas. Já na origem do nome a discussão é complicada: o famoso cozinheiro francês Antonin Carême (1784-1833) diz que o nome vem do francês *manier* (manusear), alterado para *magnonnaise*. Alguns historiadores relacionam o surgimento da maionese à captura, em 1756, de Port Mahon, capital de Minorca (Ilhas Baleares, Espanha), pelo duque de Richelieu (sobrinho-neto do famoso cardeal), originando o nome *mahonnaise*, posteriormente modificado para *mayonnaise*. Controvérsias históricas de denominação à parte, entremos na polêmica nutricional.

Em sua formulação original, utilizamos ovos crus, residindo nesse ponto a possível contaminação por *Salmonella* ou a facilidade de deterioração e crescimento bacteriano. Em muitos restaurantes utilizam-se ovos pasteurizados, mantendo as características do ovo, mas reduzindo o perigo da contaminação.

Atualmente, as maioneses industrializadas empregam óleos vegetais, pobres em colesterol e gordura saturada, adicionada de temperos e aromatizantes.

A maionese industrializada pode ser posicionada como um bom alimento, visto que possui grande quantidade de gordura poli-insaturada, útil na prevenção da doença cardiovascular. Os cuidados estão na escolha daquelas que contenham menor quantidade de sal.

MAIONESE – a receita caseira

Ingredientes:

- 2 gemas
- 250 ml de óleo vegetal (oliva, soja, milho, canola)
- 10 ml a 15 ml de vinagre ou suco de limão
- 7 g a 10 g de mostarda
- sal a gosto

Modo de fazer:

Coloque as gemas em um *bowl*. Misture com mostarda, sal e vinagre ou suco de limão. Bata juntamente com 2/3 do óleo (vigorosamente). Adicione o restante do óleo e bata de forma ritmada até atingir a consistência de creme. Acerte o sal.

Manjericão

De origem indiana, com vários nomes populares, o *Ocimum basilicum*, conhecido no Brasil como manjericão, possui diversas espécies, aromas e sabores inigualáveis e pode substituir o sal. A forma de coração de suas folhas fez com que o manjericão fosse considerado símbolo do amor, na Itália, e do luto, na Grécia. No século passado, o manjericão era usado pelos sapateiros para atenuar o cheiro do couro. Pode ser encontrado fresco e seco, porém o fresco é o mais indicado, devendo ser adicionado no último momento antes de servir o prato para não perder com facilidade seu aroma e atenuar saborosamente o prato. Para conservá-lo melhor, devemos picá-lo e colocá-lo em um recipiente fechado, adicionando um pouco de azeite extravirgem; se for seco, deve ser conservado em recipiente fechado protegido da luminosidade. É um aromático perfeito para massas, molhos de tomate, peixes, saladas e legumes e na tradicional pizza *margherita*.

Além de todas as propriedades aromáticas e gastronômicas, o manjericão também possui diversas curiosidades místicas e utilizações terapêuticas. Muitos acreditam que seu perfume emanado pela casa traz harmonia e vigor ao casamento; plantado, inibe a entrada de energia negativa; e nos florais é indicado para pessoas desorganizadas e indisciplinadas. Suas propriedades terapêuticas incluem alívio das dores de garganta, cicatrização de aftas, atenuação de tosses, resfriados ou crises de bronquite, além de ajudar a combater dores de cabeça, enxaqueca e gastrite. Em sua composição, podemos encontrar nutrientes como cálcio, vitamina A e vitamina B2.

Maracujá

O suco de maracujá amarelo (*Passiflora edulis f. flavicarpa*), fruto de clima tropical, é muito apreciado no Brasil. No entanto, sua casca, que é rica em nutrientes e que representa em torno de 60% a 70% de seu peso total, na maioria das vezes é desprezada.

A farinha da casca do maracujá é rica em pectina, fibra solúvel capaz de exercer ação positiva sobre o controle da glicemia, no tratamento do diabetes melito. Uma vez no estômago e no intestino delgado, as fibras solúveis aumentam a viscosidade do bolo alimentar e reduzem a atividade de certas enzimas digestivas, influenciando diretamente na taxa de digestão e absorção de nutrientes. Com relação ao controle da glicemia, a pectina pode diminuir a absorção da glicose pós-prandial por meio do retardo do esvaziamento gástrico e com isso promover certa regulação do apetite. Alguns estudos clínicos mostram que pode ocorrer também diminuição dos níveis de triglicérides e LDL colesterol (colesterol ruim). Resta à gastronomia usar a casca de maracujá em receitas criativas.

Melancia

Pesquisadores da Agricultural Research Service (ARS), nos Estados Unidos, descobriram recentemente que a melancia, fonte de vitaminas e sais minerais, apresenta em sua composição um importante aminoácido chamado citrulina. Esse aminoácido é convertido pelo organismo humano em outro aminoácido, a arginina, que por sua vez tem sido associada à redução da pressão arterial, desempenhando papel-chave na divisão celular, na remoção da amônia e na melhora da cicatrização de feridas e/ou úlceras por pressão.

Segundo os autores da pesquisa, a melancia é um dos poucos alimentos que contêm níveis elevados desse aminoácido. No estudo em questão, os voluntários que haviam consumido maior quantidade do suco concentrado de melancia apresentaram níveis sanguíneos elevados de arginina.

Os investigadores selecionaram de 12 a 23 voluntários saudáveis por grupo de intervenção, os quais consumiram de 0,780 grama a 1.560 gramas de sumo de melancia por dia, com teor diário de citrulina de 0,1 grama a 2 gramas, respectivamente, por três semanas. Como o estudo não se prolongou por mais de três semanas, os pesquisadores não sabem se os níveis de arginina se estabilizaram nesse período ou se teriam aumentado com seu consumo prolongado.

Outro dado revelador é a ingestão da citrulina na terapêutica da impotência sexual, hoje realizada principalmente pelo sildenafil (Viagra). A fisiologia da ereção está basicamente associada à transmissão de impulsos nervosos do cérebro aos nervos do pênis, estimulando a liberação de cálcio e de óxido nítrico, substância que depende da transformação de citrulina em arginina.

A quantidade de citrulina de que nosso corpo precisa ainda não está bem definida, mas já sabemos de seus benefícios e que seu consumo é altamente recomendado em uma alimentação saudável.

Composição nutricional de uma fatia média de melancia (200 g)

Componente	Quantidade
Calorias	66 kcal
Carboidratos	16 g
Proteínas	2 g
Lipídios	0
Cálcio	16 mg
Fósforo	24 mg
Ferro	0,4 mg
Sódio	0,3 mg
Potássio	208 mg
Fibras	0,2 g

Óleo de Coco

O óleo de coco é um produto de origem vegetal extraído da própria polpa da espécie *Cocus nucifera S.*, muito comum nas praias do Nordeste brasileiro. É considerado um óleo estável, pois não perde suas características nutricionais quando submetido a altas temperaturas. É também rico em proteínas, carboidratos e principalmente em ácidos graxos de cadeia média, que não sofrem processos de oxidação em temperaturas médias da culinária.

Seu principal componente é o ácido láurico, um ácido graxo saturado, na proporção de 50% da quantidade total de gorduras. Muitos trabalhos científicos relacionam o consumo desse alimento com a redução da gordura abdominal, melhora dos níveis de colesterol e perda de peso: a explicação está em seu efeito sacietógeno (provoca sensação de saciedade). Recentes pesquisas mostram que o óleo de coco pode desempenhar atividade anti-inflamatória devido a sua capacidade de elevar os níveis de células de defesa do organismo, as interleucinas. Em sua composição, chama atenção a alta participação de vitamina E, com função antioxidante, que protege as células contra os radicais livres, evitando o envelhecimento precoce.

Apesar de muitos estudos comprovarem seus benefícios, ainda há controvérsias sobre a quantidade a ser suplementada. Há consensos de pesquisadores de que a dose de 20 gramas a 30 gramas por dia seria suficiente. No enfoque do consumo de gorduras, a recomendação da Associação Americana do Coração (American Heart Association) para ácidos graxos saturados é de, no máximo, 7% das calorias totais diárias.

Ômega 3

Ômega 3 são ácidos graxos que trazem benefícios à saúde, como diminuição do risco de doenças cardiovasculares, normalização dos níveis de colesterol e triglicérides na corrente sanguínea, além de atuarem no sistema imunológico.

A melhor potencialidade de ação repousa no consumo de ácido eicosapentaenoico (EPA) e ácido docosahexaenoico (DHA), ambos ômega 3 de origem animal. No entanto, podemos também aumentar o consumo de alguns vegetais que nos fornecem ácido alfa-linoleico (ALA), ômega 3 com 13% da ação benéfica cardiovascular, quando comparado com o de origem animal.

Sabemos que o ômega 3 de origem animal é muito mais ativo na prevenção das doenças do coração, inflamação e cânceres que o de origem vegetal (linhaça, soja, canola etc.).

O ômega 3 do tipo ALA deve ser transformado em EPA e DHA. Ao final de todo o processo metabólico, somente 5% a 10% do ALA será efetivamente transformado. Sendo assim, o mais importante é optar pelos tipos de ômega 3 que têm melhor atividade preventiva contra doenças: o EPA e o DHA.

A suplementação nutricional com ômega 3 deve ser indicada dentro do conceito da farmaconutrição. Não existe verdade em gastronomia e nutrição saudável ao associar salmão do Chile ou outros produtos similares com sua atuação na saúde.

Na verdade, eles são peixes de água doce, criados em cativeiro e coloridos por causa da alimentação rica em betacarotenos, que fornecem a cor vermelha. Além disso, os brasileiros consomem esses peixes na forma de filé, sem pele ou vísceras, estas, sim, ricas em ômega 3.

Alimentos	AAL	EPA	DHA	Total de ômega 3
Farelo de arroz	1,6 g	-	-	1,6 g
Gérmen de trigo	6,9 g	-	-	6,9 g
Linhaça	53,3 g	-	-	53,3 g
Noz	10,4 g	-	-	10,4 g
Soja	6,8 g	-	-	6,8 g
Anchova	-	10,3 g	13 g	23,3 g
Atum americano	-	8,6 g	18,4 g	27 g
Atum japonês	-	8,6 g	26,9 g	35,5 g
Bacalhau	-	17 g	37 g	54 g
Bagre	-	2,7 g	3,3 g	6 g
Corvina	-	9,8g	14 g	23,8 g
Linguado	-	-	3,4 g	13,7 g
Pampo	-	3,3 g	8,5 g	6,7 g
Papa-terra	-	7,4 g	6,6 g	15,9 g
Peixe-rei	-	7 g	5,6 g	13,6 g
Pescada	-	-	9,8 g	5,6 g
Salmão	-	8,9 g	13,2 g	18,7 g
Sardinha	-	11,2 g	3,1 g	24,4 g
Savelha	-	20,2 g	1,3 g	23,3 g
Tainha	-	23,7 g	30 g	25 g
Truta	-	5 g	27 g	35 g
Tubarão	-	6 g	3,8 g	33 g
Camarão	-	10,6 g	-	14,4 g
Siri	-	17,8 g	18,2 g	17,8 g
Lula	-	12,4 g	5,7 g	30,6 g
Marisco	-	20,5 g	*	26,2 g
Óleo de soja	*	*	*	7 ml
Óleo de canola	*	*	*	10 ml
Óleo de milho	*	*	*	1 ml
Ovo PUFA	*	*	*	485 mg

Fonte: www.nutricaoclinica.com.br, acesso em 28/4/2012.

Salmão e ômega 3: erros e acertos

Mudanças simples e saudáveis no estilo de vida podem diminuir a taxa de triglicérides, tipo de gordura presente no sangue associada às doenças cardíacas e a outros problemas de saúde.

Segundo a Associação Americana do Coração, aproximadamente 31% dos adultos norte-americanos apresentam taxas elevadas de triglicérides, acima de 150 mg/dL. Tais níveis sofrem uma redução de 20% a 50% por meio da substituição de gorduras saturadas por não saturadas saudáveis, prática de atividades físicas e perda de peso.

Os triglicérides são partículas presentes em alimentos calóricos, como bolachas, bolos, massas, enlatados e frutos do mar. Cerca de 80% dos triglicérides são resultado da alimentação e, por isso, podem ser controlados apenas com dieta balanceada. O colesterol, ao contrário, é produzido em boa parte pelo organismo e, para baixá-lo, é necessário fazer uso de medicação. As novas diretrizes recomendam a redução da taxa de triglicérides para menos de 100 mg/dL, além da realização do teste de triglicérides sem jejum como exame inicial.

Recentemente, um estudo dinamarquês concluiu que ter no sangue altos níveis de triglicérides em jejum é tão perigoso quanto possuir colesterol elevado. A descoberta indica que o triglicéride aumentado eleva os riscos de um AVC isquêmico – aquele em que há o entupimento do vaso por causa do depósito de placas de gordura, que bloqueiam o fluxo sanguíneo.

A pessoa que possui níveis elevados de triglicérides deve adotar uma alimentação saudável rica em verduras, frutas com baixo teor de frutose – como melão, morangos, pêssegos e bananas – e grãos integrais. No entanto, a redução dos carboidratos e do álcool é a medida de maior sucesso.

O consumo de ômega 3 pode ser uma alternativa eficaz, mas o simples consumo de peixe não satisfaz essa necessidade: muitas vezes, é necessário associar a utilização de ômega 3 em forma de cápsulas. O consumo do salmão vendido em peixarias pode ser uma forma errônea de procurar ômega 3, o qual está nas vísceras de peixes de águas profundas, bem diferente do salmão consumido no Brasil.

Ortorexia

Cada vez mais encontramos pessoas preocupadas em excesso com o seu corpo; para elas podemos direcionar um diagnóstico: ortorexia. Hoje em dia, é difícil encontrar alguém que esteja 100% satisfeito com seu corpo. Uns comem como loucos e usam suplementos alimentares para engordar, pois imaginam a saúde relacionada com o peso. Muitos tentam todos os regimes, de dietas da moda a técnicas milagrosas, tomam remédios e gastam horas em academias de ginástica para ficar com corpo de modelo. Em todos os casos, a finalidade é sempre se mostrar perfeitos para o mundo, possuidores de corpos desejáveis. Dessa forma, para muitas pessoas soa no mínimo estranho quando a estética perde a importância e o que vale é ser saudável. A busca por uma dieta totalmente benéfica ao organismo, perfeita e extremamente balanceada, ao contrário do que alguns pensam, pode, sim, se transformar em problema: basta virar obsessão.

Ortorexia nervosa: obsessão por alimentação correta

A palavra "ortorexia" tem origem no grego (*orthós*, "correto, verdadeiro", e *oréxis*, "apetite"). Alguns trabalhos e publicações do médico norte-americano Steven Bratman relatam casos e considerações sobre o assunto. De acordo com ele, a ortorexia surgiu como uma distorção da ideia de que a comida natural – muitos vegetais, cereais, nada de carne ou enlatados – é a melhor forma de alimentar o corpo e a alma.

"O excesso de cuidados, com características patológicas, ocorre quando a preocupação com o alimento saudável compromete o prazer de comer, as relações sociais, o uso racional do tempo, o bom-senso – e, quando a pessoa sente muita culpa, eventualmente cede ao desejo de ingerir alimentos 'não puros' e transgride a dieta", explica a psicóloga

Suely Sales Guimarães, pesquisadora do Instituto de Psicologia da Universidade de Brasília (UnB).

A ortorexia nervosa foi descrita pela primeira vez em 1997. Ainda não foram encontrados códigos de inclusão desse diagnóstico em manuais oficiais de classificação de doenças (DSM-IV ou CID-10).

Ortorexia: diagnóstico clínico e tratamento

Os indivíduos com ortorexia dedicam grande parte de seu tempo ao planejamento, à compra e ao preparo de sua alimentação. Dispõem de um autocontrole rigoroso perante a variedade de cardápios considerados errôneos e as "tentações" da mesa. Recusam a maioria dos alimentos incluídos em cardápios corriqueiros de restaurantes ou em casas de amigos. Possuem uma sensação de superioridade em relação àqueles que se esbaldam nos "pecados" gastronômicos ou que encaram a alimentação como fonte de prazer gastronômico. Encaram o ato de alimentação como forma correta de nortear condutas de prevenção às doenças e o estilo de vida. Em alguns casos, tornam-se apóstolos de um estilo de vida voltado para a alimentação correta. Como provável indício da ortorexia, surge a macrobiótica, com a utilização exacerbada de alimentos orgânicos ou vegetarianos exclusivos e ortodoxos.

O consumo de frutas, legumes e folhas como fontes exclusivas de nutrientes pode indicar sintomatologia inicial da doença. "Idealmente, pessoas com ortorexia se alimentam de produtos vegetais biologicamente puros, sem conservantes, sem química, e recusam todos os produtos animais e derivados de qualquer tipo", afirma a psicóloga Suely Sales Guimarães. "Os tratamentos dispensados devem ser de psicoterapia comportamental-cognitiva e de tratamento medicamentoso (psiquiátrico) com inibidores de recaptação da serotonina, a exemplo do que ocorre no tratamento do transtorno obsessivo-compulsivo (TOC)."

Ostras e Mariscos

Existem controvérsias em relação ao teor de colesterol das ostras, bem como da maioria dos mariscos, mas atualmente os especialistas acreditam que o seu consumo não implica agravamento dos problemas de colesterol elevado no sangue. Vários estudos revelaram que o consumo regular de marisco faz até baixar os níveis de colesterol LDL (mau colesterol). No entanto, apesar de o conteúdo de colesterol ser elevado no marisco, a quantidade de gordura é muito pequena.

Assim como os peixes gordurosos, as ostras possuem ácidos graxos essenciais (ômega 3 e ômega 6), ainda que em menor quantidade, protetores contra as doenças cardiovasculares. As ostras são ótimas fontes de vitamina B12, necessária à formação dos glóbulos vermelhos e à manutenção de um sistema nervoso saudável, bem como de outras vitaminas do complexo B, como a niacina, a tiamina e a riboflavina.

Pessoas que sofrem de gota ou ácido úrico elevado no sangue devem evitar ostras e mariscos, pois são alimentos ricos em purinas (substâncias que elevam a taxa de ácido úrico no sangue).

Todos os tipos de marisco são alimentos que se degradam com muita facilidade pelo ataque de bactérias. Por isso, são necessários alguns cuidados para evitar a intoxicação alimentar. Os frutos do mar, principalmente as ostras, são normalmente consumidos crus ou temperados com suco de limão. Recomenda-se que sejam consumidos frescos – no máximo, conserve-os sob refrigeração entre 0 °C e 5 °C e consuma-os em até dois dias.

A poluição pode contaminar as ostras, uma vez que elas se alimentam filtrando a água do mar. As bactérias e os metais pesados depositam-se em seus tecidos à medida que a água é filtrada. Por isso, informe-se quanto à origem do produto e à sua conservação.

Os frutos do mar estão divididos em duas classes principais: moluscos e crustáceos. Os moluscos apresentam uma ou duas conchas (valvas) – ostras, mexilhões, vieiras, mariscos, vôngole – ou não: polvos e lulas. Os crustáceos possuem uma carapaça dura: lagostas, lagostins, siris, caranguejos e camarões. São excelentes fontes de ômega 3.

Os frutos do mar são ricos em proteínas, vitaminas e sais minerais. Entre eles, podemos citar as vitaminas A, D e E, as vitaminas do complexo B e minerais como cálcio, iodo, potássio e zinco. Por outro lado, o camarão e a lagosta possuem taxas elevadas de colesterol e por isso devem ser consumidos com moderação Além disso, frutos do mar possuem um potencial alergênico, dependente de fatores individuais dos consumidores.

Saiba um pouco mais sobre a ostra e o mexilhão.

Ostra: tem o corpo mole, protegido por uma concha dura, grossa, cinza-escuro. Possui sabor suave, levemente salgado. A cor da carne pode variar do bege ao cinza e a textura pode ser macia ou firme. Pode ser consumida crua, com suco de limão e pimenta, cozida, ensopada como moqueca, frita ou grelhada. A ostra é uma boa fonte de zinco.

Mexilhão: sua concha é de cor negra azulada. Pode ser servido cru, ao vinagrete ou utilizado como ingrediente de *paella*, caldeirada ou fritadas de frutos do mar.

Ostras na libido e na fertilidade

As ostras são pobres em calorias devido à sua baixa composição nutricional em lipídios e carboidratos. Cerca de seis ostras cruas ou cozidas no vapor fornecem a quantidade de zinco necessária para cinco dias. O zinco é indispensável à produção de esperma e à manutenção da potência masculina, tendo fama de aumentar a libido. Sabe-se ao certo que carência de zinco provoca infertilidade e impotência. Muitos trabalhos científicos com soldados e pessoas desnutridas relacionaram impotência e falta de libido com deficiência no consumo de zinco. Sendo ou não um alimento afrodisíaco, é certo que a ostra é fonte de muitos nutrientes vitais. Pobre em calorias e gordura, tem cerca de 10% de proteínas.

Composição nutricional de mexilhões (100 g)

Componente	Quantidade
Calorias	79 kcal
Proteínas	7,4 mg
Carboidratos	5,8 mg
Lipídios	1,4 mg

Composição nutricional de ostras (100 g)

Componente	Quantidade
Calorias	57 kcal
Proteínas	6 mg
Hidratos de carbono	4 mg
Lipídios	1,9 mg

Calorias de alguns frutos do mar

Frutos do mar	Quantidade	Calorias
Siri	1 unidade (16 g)	15 kcal
Camarão frito pequeno	5 unidades (25 g)	39 kcal
Camarão cozido grande	1 unidade (30 g)	24 kcal
Ostra	1 unidade (30 g)	40 kcal
Mexilhão	1 xícara (200 g)	158 kcal
Vieira	1 prato de sobremesa (100 g)	82 kcal
Marisco	1 prato de sobremesa (100 g)	186 kcal
Polvo	1 colher de sopa (22 g)	19 kcal
Lula cozida	1 pires (100 g)	92 kcal
Lula frita	1 pires (100 g)	190 kcal
Caranguejo	1 colher de sopa (20 g)	17 kcal
Lagosta	1 unidade (100 g)	98 kcal
Lagostim	1 unidade (25 g)	22 kcal

Fonte: Roberta dos Santos Silva, nutricionista-chefe do programa Cyber Diet.

Ovos

O ovo, por se tratar de um alimento completo, de alta qualidade e preço acessível, é mundialmente consumido. Um ovo tem 13 nutrientes essenciais em quantidades variadas necessários para o bom funcionamento do organismo, incluindo proteínas de alto valor biológico, minerais (ferro, fósforo, selênio e zinco, ácido fólico), vitaminas do complexo B, A, E, K, carotenoides (luteína e zeaxantina), e é também fonte de colina, elemento importante no desenvolvimento cerebral – tudo isso por 70 calorias.

Apesar de tantos benefícios nutricionais, existe uma controvérsia em sua recomendação: consumi-lo ou não? O ovo foi rotulado, por um tempo, como um "vilão" em relação à quantidade de colesterol presente na gema (225 mg/unidade). Os guias dietéticos dos Estados Unidos e da Associação Americana do Coração recomendam uma ingestão diária de não mais de 300 mg de colesterol, sendo que a maior parte dele é produzida pelo fígado e o dietético é encontrado nos alimentos de origem animal. É importante salientar que as doenças isquêmicas do coração não estão ligadas apenas aos hábitos alimentares, mas também a uma série de fatores, como o desgaste físico-psicológico, o sedentarismo, fumo, história familiar, diabetes, obesidade, hipertensão e nível de estrógeno nas mulheres.

São diversos os estudos realizados no passado que comprovavam a relação entre o consumo de ovos e as enfermidades cardiovasculares. A maioria desses estudos mostrava a relação direta do consumo de ovos em excesso e o aumento do colesterol sanguíneo. Modernamente surgiram outros estudos, que defendem o consumo regular e moderado de ovos, os quais seriam importantes fontes de proteínas e vitaminas e entrariam na formação de alguns hormônios.

A gema do ovo não é a maior responsável pelo aumento de colesterol no sangue, pois o colesterol especificamente do ovo pode ser metabolizado de forma benigna pelo corpo humano.

A ingestão de um a três ovos por semana não apresenta risco para doença arterial coronariana ou cardiopatia isquêmica em homens e mulheres saudáveis não diabéticos, e as respostas ao colesterol dietético variam amplamente de indivíduo para indivíduo. Cabe aos profissionais da saúde (nutricionistas e médicos), bem como aos pacientes e à população em geral, avaliar seu histórico de vida e seus antecedentes familiares.

Quais os benefícios de comer ovos?

Quando o ser humano habitava as cavernas, a justificativa era mais fácil: o ovo é fácil de conservar, é nutritivo, gostoso etc. Vejamos um pouco do que diz a literatura.

- Controle de peso: proteínas de alta qualidade dos ovos contribuem para a sensação de saciedade prolongada e para manter a energia do organismo.
- Manutenção da força muscular e redução da perda de massa muscular: pesquisas indicam que proteínas de alta qualidade produzem força e ajudam a prevenir a perda de massa muscular em pessoas idosas.
- Gestação saudável: a gema do ovo é excelente fonte de colina, um nutriente essencial que contribui para o desenvolvimento do sistema nervoso central do feto, importante para a prevenção de anomalias fetais. Dois ovos proveem cerca de 250 mg de colina, ou seja, metade das necessidades diárias para uma mulher gestante ou amamentando.
- Função cerebral: a colina também é muito importante para a função cerebral em adultos, mantendo a estrutura das membranas celulares. É componente-chave para a neurotransmissão, que faz circular as mensagens do cérebro através dos nervos para os músculos.
- Saúde da visão: luteína e zeaxantina, dois antioxidantes encontrados no ovo, ajudam a prevenir a degeneração macular, que é a causa principal da cegueira dos idosos.

Apesar de possuir quantidade pequena dos dois nutrientes, pesquisas demonstram que a luteína dos ovos é mais biodisponível que a luteína de outros alimentos.

O valor nutritivo do ovo não se altera com o cozimento, porque suas proteínas, quando expostas ao calor, em vez de se dispersarem, se coagulam.

Panelas

A maneira de usar as panelas pode influir diretamente na preparação dos alimentos. Na moderna gastronomia, os cuidados de cozimento fazem a diferença. Nesse ponto não estamos sendo muito científicos, discutindo técnicas de espuma, gastronomia molecular e outras novidades, estamos apenas apresentando simples e boas dicas.

Tampar a panela por quê?

- Com tampa: cozinhar lentamente, formar caldo.
- Sem tampa: fritar, cozinhar rápido, secar o caldo.
- Com tampa e sem tampa: preparações que necessitam de dois tempos para cozinhar – uma fase inicial com tampa e, ao final, secar rapidamente.

Tipos e intensidade do fogo

- Fogo alto: saltear ou refogar rapidamente, "secar" a receita.
- Fogo baixo: para formar molho e caldos; associação ideal com panela tampada.

Gorduras conforme a necessidade

- Uso de óleos: frituras de imersão, preparo de molhos básicos.
- Uso de azeite: preparo de grelhados, molhos para saladas, fritadas e refogados em geral, finalização dos pratos.
- Uso de manteiga: para engrossar molhos, dar brilho ao molho, amaciar purês.

Pimentas

A pimenta pode ser uma aliada na nutrição saudável. A substância química que lhe dá o caráter ardido é a capsaicina. Além de provocar a liberação de endorfinas – verdadeiras morfinas internas, analgésicos naturais extremamente potentes que nosso cérebro fabrica –, as substâncias picantes estimulam a circulação no trato gastrointestinal, favorecendo processos cicatriciais e algumas ações anticancerígenas e vasodilatadoras. Existem estudos clínicos que demonstram que a pimenta é um potente antioxidante que possui, também, ações anti-inflamatórias. Certamente, as ações clínicas derivam dos fitoquímicos e flavonoides presentes na polpa e nas sementes.

Onde nasceu a pimenta vermelha

Uma das principais atividades das tribos indígenas que habitavam as terras americanas na época do descobrimento era o cultivo de pimentas. Após o descobrimento, as sementes e os frutos passaram a ser cada vez mais cultivados.

Atualmente, existem em torno de 20 a 27 espécies catalogadas, originárias das Américas do Sul e Central. Supõe-se que o México e o norte da América Central sejam os pontos de origem da espécie *Capsicum annuum* e que a América do Sul seja a origem da espécie *Capsicum frutescens.* Cristóvão Colombo foi o primeiro europeu a encontrá-las, em sua primeira jornada ao Novo Mundo. Acreditando ter alcançado as Índias, nomeou os pequenos frutos vermelhos de pimenta, devido à sua semelhança em sabor (não em aparência) com as pimentas-do-reino, mundialmente conhecidas na época e provenientes da Índia. O cultivo das ardidas tornou-se mundialmente famoso de maneira muito rápida; elas se disseminaram ao redor do mundo por

meio dos exploradores portugueses e espanhóis, em meados do século XVI, para a África e a Ásia.

Pimenta-do-reino: curiosidades históricas e uma receita muito boa com azeite de oliva

A pimenta-do-reino (*Piper nigrum*) é considerada uma das mais antigas especiarias utilizadas em preparações culinárias de diversos países. Possui uma fragrância amadeirada marcante e um paladar quente e picante. É uma frutinha colhida ainda vermelha que depois amadurece, seca e se transforma em grãos escuros. Além de ser rica em vitaminas A, C e E, zinco, potássio e ácido fólico, também produz a liberação de endorfinas.

Quando as pessoas ingerem um alimento apimentado, a piperina ativa receptores sensíveis na língua e na boca. Esses receptores transmitem ao cérebro uma mensagem primitiva e genérica de que a sua boca estaria "pegando fogo" e, portanto, necessita de respostas hormonais e metabólicas. Com isso, o cérebro responde no sentido de salvá-lo desse fogo: produz endorfinas que aumentam a salivação e a transpiração. Essas endorfinas permanecem durante um tempo no organismo, provocando uma sensação de bem-estar.

A pimenta-do-reino, em alguns trabalhos científicos, mostra resultados na ação de tratamentos para algumas doenças crônicas não transmissíveis, como a obesidade, atuando como alimento termogênico, ou seja, age na gordura e acaba "derretendo" os estoques de energia acumulada. Algumas pesquisas indicam que cada grama queima 45 calorias.

Outras atuações em que a pimenta-do-reino pode ajudar a melhorar e a prevenir algumas doenças:

- Depressão: sua ingestão libera noradrenalina e adrenalina, que estão associadas também à melhora do ânimo em pessoas deprimidas.
- Enxaqueca: por meio da liberação de endorfinas, que atenuam a dor.
- Hipertensão arterial: através de componentes anticoagulantes, que ajudam na desobstrução dos vasos sanguíneos e ativam a circulação arterial.

Segue uma dica de como usar a pimenta-do-reino e adquirir os benefícios que ela nos oferece.

PIMENTA NO AZEITE DE OLIVA

Ingredientes:

- 1 xícara (chá) de azeite de oliva extravirgem
- 2 dentes de alho picados
- 1 colher (chá) de suco de limão
- pimentas selecionadas à sua escolha

Modo de fazer:

Retire as sementes e os talos das pimentas. Frite o alho no azeite até ficar levemente dourado. Coloque as pimentas em um vidro de conserva, deixando um espaço livre de 2 cm. Aqueça uma xícara (chá) de azeite a 300 °C. Enfie o cabo de uma colher no meio das pimentas e abra um buraco. Despeje o azeite quente lentamente, para que penetre. Complete o pote com azeite até atingir 0,5 cm da boca e tampe bem firme. Deixe esfriar naturalmente. Conserve na geladeira.

Podemos dividir o universo das pimentas em originárias das Américas e originárias da Ásia. Na verdade, desde muitos séculos antes do descobrimento, quando foram identificadas as pimentas vermelhas, o mundo ocidental europeu já conhecia as originárias da Ásia. Extremamente úteis no tempero e na conservação das carnes, participaram dos processos econômicos e financeiros ao longo dos séculos, sendo uma das principais especiarias comercializadas pelas grandes potências marítimas do século XVI (Portugal e Espanha).

Pimentas originárias das Américas

Americana ou doce

Apresenta frutos alongados de cor verde intensa e brilhante. Tem baixo aroma. Pode ser adocicada e substituir o pimentão.

Pimenta-de-cheiro

Típica da culinária nordestina. Bem aromática, é utilizada em saladas e como condimento para carnes e principalmente peixes.

Pimenta-de-bode

Apresenta frutos verdes (imaturos), amarelos ou avermelhados (maduros), arredondados ou achatados. Picante e aromática. Usada como condimento no preparo de carnes, arroz, feijão e pamonha salgada.

Malagueta

Possui frutos alongados e grande variedade de aromas. É a mais utilizada comercialmente. Incorpora-se em molhos e conservas e como condimento no preparo de peixes, carnes, feijoadas e acarajé.

Dedo-de-moça

Apresenta frutos alongados de coloração verde (imaturos) e vermelha (maduros). Tem pouca ardência. Mais suave que a malagueta e ligeiramente mais picante que a *jalapeño*, é uma pimenta saborosa que pode ser encontrada líquida, fresca, em conserva ou desidratada na

forma de flocos com o nome de pimenta calabresa. É muito utilizada em molhos e em diversos pratos.

Muruci

Pimenta da região amazônica semelhante ao fruto que tem o mesmo nome.

Cambuci ou chapéu-de-frade

Apresenta frutos verdes (imaturos) e vermelhos (maduros) na forma de campânula ou sino. Adocicada e de pouco aroma, é utilizada em saladas e cozidos.

Cumari-do-pará

Similar à pimenta cumari, apresenta frutos arredondados ou ovalados. É altamente picante e de aroma forte. Utilizado principalmente em conservas.

Biquinho-doce

Muito encontrada em Minas Gerais. Não tem nenhuma ardência e serve como petisco. Vai bem em saladas e como acompanhamento de pratos.

Chili

Proveniente do México, é muito picante. Utilizada no preparo de pratos mexicanos e italianos. Ideal para sopas, molhos cremosos e de tomate, frutos do mar, carnes e aves.

Cumari

Pequena, muito picante, ligeiramente amarga e de pouco aroma. Nativa do Brasil, apresenta frutos verdes e vermelhos. Encontra-se fresca ou em conserva.

Jalapeño

Originária do México, apresenta frutos cônicos de coloração verde-clara a verde-escura. É consumida fresca, processada na forma de

molho líquido, em conservas, desidratada ou em pó. Bastante popular no México e nos Estados Unidos. É utilizada em vários molhos para tacos, burritos e, quando seca e defumada, é conhecida como *chipotle*.

Pimentas de origem asiática

Pimenta-do-reino

É uma das especiarias mais antigas e mais utilizadas no mundo. Pequena e de formato arredondado, tem um sabor forte e levemente picante. Originária das florestas equatoriais da Ásia, principalmente da Índia. Seca ou conservada em salmoura, mantém a cor original dependendo do seu estágio de amadurecimento. Quando fervida e depois seca, é conhecida como pimenta-preta.

Pimenta-branca

É a pimenta-do-reino madura, seca e descascada. Menos picante que a pimenta-preta. Usada em peixes, molhos brancos, sopas claras e saladas.

Pirâmide Alimentar

No início da década de 1990, o Departamento de Agricultura dos Estados Unidos, após várias pesquisas, desenvolveu e publicou a "pirâmide dos alimentos". Vários indicadores educacionais mostravam que o desenvolvimento de uma pirâmide alimentar auxiliaria o ser humano a se alimentar de forma correta, promovendo uma qualidade de vida melhor. A principal característica da pirâmide alimentar é a flexibilidade, e seu uso está baseado em três palavras: equilíbrio, variedade e moderação.

Ela é apenas um exemplo do que você consome todos os dias; não é uma prescrição rígida, mas um guia geral que o ajuda a escolher uma dieta saudável e, nesse sentido, perde a aura de censora e adquire a característica de orientadora.

Segundo a Organização das Nações Unidas para Agricultura e Alimentação (FAO) e a OMS, um cardápio balanceado deve conter, diariamente, cerca de 50% a 60% de carboidratos, 20% a 30% de lipídios e 10% a 15% de proteína, além de vitaminas, sais minerais e fibras. Para garantir que todos esses nutrientes estejam presentes na dieta cotidiana, a Food and Drug Administration (FDA), órgão do governo dos Estados Unidos que controla a produção e comercialização de remédios e alimentos, preconiza o consumo das seguintes porções diárias de alimentos que compõem a pirâmide alimentar:

(1) Grupo dos pães, cereais, arroz e massas: 6 a 11 porções por dia

(2) Grupo dos vegetais: 3 a 5 porções por dia

(2) Grupo das frutas: 2 a 4 porções por dia

(3) Grupo dos laticínios: 2 a 3 porções por dia

(3) Grupo das carnes, ovos e leguminosas: 2 a 3 porções por dia

(4) Grupo das gorduras, óleos e açúcares: consumo esporádico

A pirâmide alimentar separa os alimentos em energéticos, reguladores, construtores e energéticos extras. Esses alimentos devem ser consumidos em ordem decrescente, ou seja, devemos consumir em maior quantidade os energéticos (1), seguidos dos reguladores (2), dos construtores (3) e, por último, os energéticos extras (4), de consumo limitado.

Pirâmide de Harvard

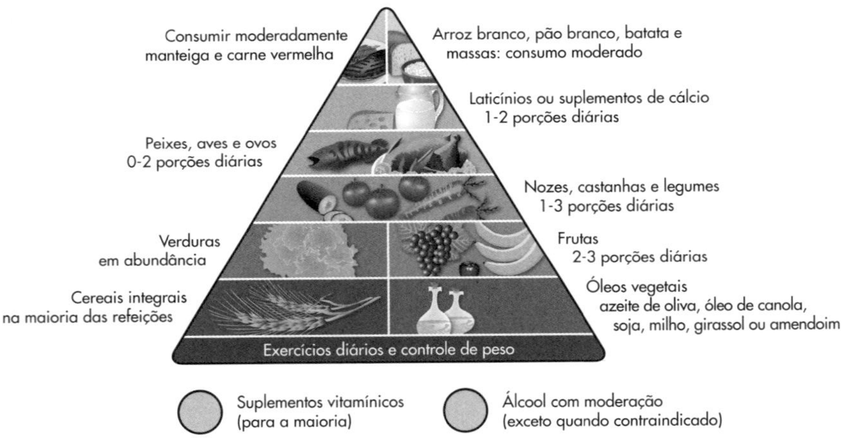

Fonte: Harvard Medical School, 2001.

Dentro do espectro de ações contra doenças cardiovasculares e a obesidade, desde 1992 foi desenvolvida nova versão da pirâmide alimentar sem tanto carboidrato, ou seja, com sugestão de menor consumo de pães, cereais, arroz e massas, que representavam a base da pirâmide alimentar. Agora, eles estão presentes no topo da lista, devendo ser consumidos com moderação, em pequena quantidade.

As novas pirâmides dos alimentos estão mais realistas

Os fundamentos da "antiga" pirâmide vêm sendo duramente criticados. Uma das teorias origina-se de avaliações clínicas de uma equipe médica liderada por Walter Willett, chefe do Departamento de

Nutrição da Escola de Saúde Pública da Universidade de Harvard. As discussões técnicas e científicas das contestações estão apresentadas em uma publicação intitulada *Coma, beba e seja saudável – O guia de alimentação da Harvard Medical School.*

Na base da pirâmide antiga está o grupo dos energéticos composto pelos alimentos ricos em carboidratos (arroz, macarrão, pães, batata, mandioca etc.); no andar de cima, o grupo dos reguladores, composto pelos alimentos ricos em vitaminas e minerais (hortaliças e frutas); depois vem o grupo dos construtores, composto pelos alimentos ricos em proteínas (carnes, ovos, leite e derivados e leguminosas); e, lá no topo, encontramos os açúcares e óleos, que devem ser consumidos moderadamente.

Na nova versão, a base da pirâmide é ocupada pelos exercícios físicos e o controle de peso, seguida pelos cereais integrais e os óleos vegetais; no andar de cima, hortaliças e frutas, depois as leguminosas e as frutas oleaginosas, acima, peixes, ovos e frango; depois, leite e derivados e, para surpresa de todos, os carboidratos, que antes apareciam na base da pirâmide, na nova versão estão no topo, junto com carne vermelha e manteiga. Vitaminas e uma pequena dose de bebida alcoólica também são bem aceitos.

Segundo Walter Willett, o desenho da pirâmide usada desde 1992 foi baseado em padrões científicos que se tornaram duvidosos, pois segui-la contribui para a obesidade, a saúde deficiente e as mortes precoces. A nova versão está arraigada no fato de que alguns carboidratos são quebrados rapidamente no intestino e se transformam em açúcar. A elevação do açúcar no sangue pode levar à compulsão alimentar e a problemas cardiovasculares. Por essa razão, os carboidratos encontram-se no alto da pirâmide. É importante lembrar, porém, que dificilmente consumimos apenas carboidratos (arroz puro, por exemplo), dessa forma, sua absorção não é tão rápida, evitando a elevação da glicemia.

Ressaca

A ressaca é a companheira do dia seguinte sempre que abusamos do consumo de álcool. Quem ingere grande quantidade de álcool deve se preocupar em comer e se hidratar corretamente. Os principais sintomas presentes na ressaca devem-se à desidratação provocada pelo excessivo consumo de álcool, levando a cefaleia, tontura, sintomas digestivos e mal-estar geral. Observamos ainda dores articulares e musculares, comuns na fadiga por excesso de atividade física.

Os pacientes sempre querem saber dos médicos quais as regras para evitar a ressaca. Existem muitas regras e dicas; vejamos as mais práticas e objetivas. Podemos citar dez regras que orientam e prescrevem o bom-senso, sem nos privar do prazer da reunião com familiares e amigos e dos encontros festivos que colaboram para a diminuição do estresse. No prólogo das dez regrinhas básicas, é importante lembrar: o consumo excessivo de carne, rica em gordura saturada e hipercalórica, a ausência de fibras (verduras e legumes), o abuso de doces e carboidratos e a ingestão desmedida de álcool são fatores capazes de inverter a expectativa do mais animado festeiro.

1. Compareça a festas e comemorações que tragam bem-estar, encontros agradáveis, boas recordações e momentos de prazer.
2. Use e abuse de saladas, verduras e frutas.
3. Prove comedidamente todos os pratos dos bufês, sejam de carne vermelha, aves ou combinações exóticas, desde que adequados ao horário e em quantidades aceitáveis.
4. Evite frituras, condimentos em excesso e temperos não usuais.

5. Lembre-se dos quilômetros necessários em caminhadas para queimar as calorias advindas dos cinco pedaços da torta maravilhosa e irresistível.
6. Abuse da hidratação com sucos naturais, chás e água. Evite bebidas com muita gaseificação.
7. Consulte seu médico ou nutricionista acerca de mistura de álcool com medicação, caso tome alguma.
8. Nunca misture bebidas alcoólicas nem exagere no consumo: evite tomar, na mesma refeição, o uísque inicial, o vinho para acompanhar e o licor para finalizar.
9. Obedeça às dietas indicadas, caso tenha alguma doença grave; no mais, alimente-se sem culpa.
10. Por fim, confraternize, brinque, reveja os amigos, esqueça a doença e pense na saúde.

Para pensar antes

- Como preparar o corpo para as festas?
- Como preparar as refeições com carne vermelha para que ela fique menos gordurosa?
- Quais as refeições ideais, com alimentos saborosos e saudáveis, como uma salada completa para acompanhar outros pratos (quais os legumes e verduras que mais combinam em uma salada)?
- Qual a quantidade aceitável na ingestão de alimentos durante as festas?
- Quais os condimentos e temperos que podem causar problemas ao estômago ou incentivar a má digestão?
- Quais as bebidas que apresentam maior grau de gaseificação?
- Em caso de abusos alimentares e alcoólicos, quais os procedimentos a serem adotados?
- Após as festas, como colocar o corpo em forma?

Para atenuar os sintomas da ressaca

- Alimentação leve, preferencialmente com frutas, saladas e grelhados.
- Muita água e suco.
- Repouso.

- Reposição de eletrólitos (sódio, potássio).
- Alimentação fracionada em pequenos volumes.
- Evitar frituras e alimentos gordurosos.
- Evitar bebidas gaseificadas.
- Evitar álcool no dia seguinte.

Rótulos dos Alimentos

Os alimentos industrializados são identificados pelo rótulo presente em sua embalagem. O rótulo é responsável por fornecer dados importantes do produto ao consumidor, como nome, peso, características e data de validade.

O que é rótulo?

Segundo a Agência Nacional de Vigilância Sanitária – Anvisa, rótulo é toda inscrição, legenda, imagem ou matéria descritiva ou gráfica que esteja escrita, impressa, estampada, gravada ou colada sobre a embalagem do alimento.

O que é embalagem?

De acordo com a Anvisa, é o recipiente destinado a garantir a conservação e facilitar o transporte e manuseio dos alimentos. Alguns tipos de embalagens são: vidro, plástico, papelão.

Quais são as informações que devem estar presentes obrigatoriamente no rótulo?

- Denominação de venda do alimento é o nome específico que indica a origem e as características do alimento. Por exemplo: óleo de soja, gordura vegetal hidrogenada, cereal matinal à base de trigo, leite UHT desnatado, biscoito recheado sabor morango.
- Lista de ingredientes: com exceção de alimentos com um único ingrediente (por exemplo: açúcar, farinha de trigo, vinho), os demais devem ter a descrição de todos os ingredientes no rótulo, por ordem decrescente da proporção. Os aditivos alimentares também devem fazer parte da lista, sendo relatados por último.
- Peso líquido: no rótulo deve constar a quantidade de alimento presente na embalagem, sendo expressa normalmente em mililitro (ml), litro (l), grama (g), quilo (kg) ou por unidade.

- Identificação da origem: devem ser indicados o nome e o endereço do fabricante. Atualmente, a maioria das indústrias oferece aos clientes o serviço de atendimento ao consumidor (SAC), disponibilizando também no rótulo o telefone e o e-mail para facilitar o contato em caso de dúvidas, críticas ou sugestões.
- Identificação do lote: todo rótulo deve ter uma indicação em código que permita identificar o lote a que pertence o alimento.
- Prazo de validade: deve estar presente de forma visível e clara. No caso de alimentos que exijam condições especiais para sua conservação, deve ser indicado o melhor local de armazenamento (*freezer*, congelador, geladeira) e o vencimento correspondente. O mesmo se aplica a alimentos que podem ser alterados depois de abertas suas embalagens. O consumidor deve estar sempre atento à data de validade ao adquirir um alimento. Todo produto vencido deve ser desprezado, pois além de perder a garantia de qualidade pelo fabricante pode trazer riscos à saúde.
- Instruções sobre o preparo e o uso do alimento: quando necessário, o rótulo deve conter as instruções essenciais sobre o modo apropriado de uso, incluindo a reconstituição e o descongelamento.
- Informações nutricionais: de acordo com a Resolução n. 40, de 21 de março de 2001, todos os alimentos e bebidas produzidos, comercializados e embalados na ausência do cliente e prontos para oferta ao consumidor devem ter as informações nutricionais presentes no rótulo. Excluem-se desse regulamento as águas minerais e as bebidas alcoólicas.
- Alimentos para fins especiais: segundo a Portaria n. 29, de 13 de janeiro de 1998, os alimentos para fins especiais, ou seja, formulados para atender a necessidades específicas, devem ter no rótulo a respectiva designação, seguida da finalidade a que se destinam (exemplos: *diet*, *light*, enriquecido em vitaminas, isento de lactose).

Em alguns casos, é obrigatória a utilização de alertas, como: "Contém fenilalanina" (alimentos com adição de aspartame) ou "Diabéticos: contém sacarose" (alimentos que contêm açúcar).

Sal e Sódio

Em todas as classes sociais, no Brasil, a maior parte do sódio disponível para consumo provém do sal de cozinha e de condimentos à base de sal. Já a fração proveniente de alimentos processados com adição de sal aumenta muito e linearmente com o poder aquisitivo da família. O problema vem se agravando, e a ação mais importante que cabe junto à indústria é a concordância na redução do conteúdo de sal em todos os alimentos industrializados. O teor de sal, não mais o de sódio, deve constar das embalagens.

A população entende sal como perigo, não entende a palavra sódio e não compreende a relação entre o mineral e o produto alimentício. A palavra sódio gera confusão na leitura dos rótulos. Outro aspecto relacionado a educação em nutrição saudável é que seria interessante constar nas embalagens (como ocorre nas embalagens de cigarros) advertências ou recomendações – ou ambos –, como "O Ministério da Saúde adverte: o consumo excessivo de sal é prejudicial", ou "O Ministério da Saúde sugere consumo diário de sal inferior a 5 g". Estudos clínicos em modelos de dados informatizados propõem o consumo de 3 g diários de sal – algo muito longe das possibilidades da culinária...

Na análise envolvendo custos de tratamento de doenças relacionadas à hipertensão e ao maior consumo de sódio, houve uma redução de US$ 24 bilhões em custos de saúde nos Estados Unidos. Em números absolutos, projeta-se uma redução de 32 mil casos de AVC, 44 mil casos de infartos e menos 60 mil casos de novas doenças cardiovasculares. Em outro estudo, propõe-se a redução de 10% na ingesta de sódio, resultando em US$ 32 bilhões em custos de saúde decorrentes de AVC e de doenças cardiovasculares

Por que consumimos sal?

O sal foi introduzido na culinária por seu potencial de conservação dos alimentos, principalmente as carnes, impedindo o desenvolvimento de microrganismos causadores da deterioração.

O cloreto de sódio (NaCl) é extraído da natureza por meio da evaporação da água do mar ou de rochas de minas subterrâneas, resultantes de antigos mares e lagos que secaram. O sódio (Na) é um mineral que se liga ao cloro (Cl) para formar cloreto de sódio (NaCl) – este, sim, é o sal de cozinha. O sódio auxilia no funcionamento dos sistemas nervoso e muscular. Além disso, é importante para regular o ritmo cardíaco, o volume de sangue no corpo, a transmissão de impulsos nervosos e as contrações musculares. No entanto, especialistas são unânimes ao afirmar que o consumo excessivo de sal, independentemente do tipo, é prejudicial à saúde.

A quantidade de sódio no organismo e sua concentração no sangue são reguladas pelos rins, que podem eliminá-lo em maior ou menor quantidade pela urina. Quando a quantidade de sódio ingerida por dia é maior que a recomendada (2,4 g de sódio), o excesso produzirá uma retenção hídrica, aumentando a pressão arterial.

O sódio está presente em diversos alimentos, como frutas, legumes, carnes e verduras, mas em pequena quantidade e sem prejuízo ao organismo. Nos produtos enlatados, embutidos e condimentados, bem como em molhos prontos para o uso, o sal aparece em concentrações importantes. É preciso ter muito cuidado com a adição exagerada de sal no preparo das refeições e, principalmente, com os produtos industrializados, inclusive sucos e refrigerantes, que são acrescidos de sódio para aumentar sua durabilidade.

Isso não significa que esses produtos façam mal à saúde ou que devam ser totalmente excluídos da dieta, pois o perigo está no consumo excessivo e habitual. Para controlar a ingestão, a melhor maneira é verificar a composição no rótulo e dar preferência aos produtos com baixo teor de sódio.

O brasileiro tem o hábito de consumir mais que o dobro do sal recomendado pelos órgãos de saúde internacionais, então, para

reduzir a ingestão, outra dica é preparar alimentos fazendo uso de temperos naturais. Sempre que possível, a recomendação é substituir o sal presente nas receitas por ervas, como salsinha, manjericão, cheiro-verde, coentro e tantas outras, que deixam a alimentação mais saudável e saborosa.

Os processos educacionais em alimentação saudável devem começar pelo público infantil; com isso pode-se reduzir gradualmente a ingestão diária de sal, consumindo pratos menos salgados e criando um hábito alimentar mais saudável.

Principais tipos de sal, indicações e particularidades

Sal de cozinha ou refinado: mais comum na mesa do brasileiro, é dissolvido e recristalizado a temperatura e pressão controladas em instalações industriais. Constituído basicamente por cloreto de sódio, de acordo com as leis brasileiras, recebe adição de iodo para combater o bócio. Atualmente, discute-se essa necessidade, dentro de uma nova realidade social e econômica do Brasil.

Sal marinho: há diversos tipos que, dependendo da procedência, podem apresentar variações de cor e tamanho dos cristais. Bastante utilizado na cozinha macrobiótica. Conforme as características da região na qual é produzido, pode estar misturado a outros minerais e a microalgas, conferindo variedade no sabor.

Sal grosso: produto não refinado, apresentado da maneira que sai da salina. Na culinária, é usado em churrascos, assados de forno e peixes curtidos. Pode ser misturado com corantes ou diferentes tipos de ervas microtrituradas.

Sal light: produto com partes iguais de cloreto de sódio e cloreto de potássio. Ideal para pessoas com dietas restritivas ao sal, como hipertensos e pacientes com doenças renais.

Sal defumado: tem sabor e aroma peculiares, que dão toque especial às preparações.

Gersal: muito utilizado na cozinha macrobiótica, é o sal misturado com sementes de gergelim tostadas e amassadas. Sabor marcante.

Restrição de sal na alimentação: um hábito saudável, mas onde mora o perigo?

O homem moderno, juntamente com todas as maravilhas da tecnologia e melhoria da condição de vida, carrega em sua bagagem evolutiva os males da urbanização, tão conhecidos de todos. Na alimentação, seguidamente coloca-se o fantasma do *fast-food* e todos os perigos dos maus hábitos nutricionais. Nesse aspecto, o sal desponta como um dos maiores vilões. O Instituto Nacional de Saúde dos Estados Unidos relaciona, em diversos comunicados, o elevado consumo de sal, aumentando o risco de morte, da pressão arterial e demais doenças vasculares. Outro fato alarmante é que o maior consumo de sal aumenta também o risco das doenças vasculares, mesmo em pessoas que não sofrem de hipertensão. Inúmeros documentos de institutos de saúde e normas de prevenção de doenças aconselham, mesmo aos indivíduos com pressão arterial normal, que não se consuma mais que 2,4 g de sal por dia – sem dúvida, uma restrição severa e difícil de ser seguida.

Diversos estudos em andamento tentam demonstrar que os indivíduos sensíveis e com consumo aumentado de sal estão sob maior risco de ter hipertensão arterial à medida que envelhecem. Essa constatação é muito importante, visto que a população idosa é a de maior crescimento nos países desenvolvidos. Os Estados Unidos e quase todos os países ao redor do mundo têm um hábito alimentar de elevado consumo de sal. No Brasil, estima-se que o consumo médio de sal esteja em níveis alarmantes de 13 gramas por dia. Algumas ações muito simples podem ajudar a seguir as restrições ao consumo de sal:

- Evite enlatados e embutidos.
- Retire o saleiro da mesa.
- Cuidado com o *shoyu* (molho japonês).
- Use temperos alternativos.
- Alimentos prontos, como sopas e macarrão instantâneo, são os campeões em excesso de sal.

Sal moído na hora: qual a verdade na gastronomia?

Em gastronomia, existem aparatos que conferem charme à ambientação no preparo dos pratos. Nesse aspecto, a pimenta em grão, de variada coloração e potência de ardor, sabores e aromas diferenciados, é a campeã em unanimidade. Quase todos têm ou já usaram o moedor de pimenta à mesa, seja em massas, carnes ou saladas. Assim, o sal moído à mesa também ganha destaque, e diversos especialistas indicam a melhora do potencial de salgar, na textura dos pratos e nas recomendações de saúde quando usamos o sal "moído na hora".

Na verdade, no quesito saúde não existe diferença. Talvez o ato de moer, por dar mais trabalho, iniba o uso do sal à mesa. Quanto aos aspectos de gastronomia, talvez a única vantagem seja que em vez do sal fino e despercebido se utilizem pequenos torrões, que conferem aspecto crocante à mastigação e promovem explosões de paladar na língua. Aromas – de óleos voláteis, fenóis misteriosos e tudo o mais –, isso não existe. O que há é o charme da cozinha, e esse pode ser um novo atributo.

Sal na culinária, na história e na diferenciação dos alimentos

O processo de salgar os alimentos está presente na história de quase todos os povos antigos. Existem relatos de salga de bacalhau entre os normandos e bascos no ano de 900 a C. Os romanos descreviam métodos de salgar peixes em grandes tanques ao redor do Mediterrâneo e, na história do Brasil, as charqueadas fazem parte do cotidiano das fazendas gaúchas, mineiras e paulistas desde os tempos coloniais.

Em nossos cardápios é comum encontrar referências a pratos com carne-seca, carne de sol ou charque. Talvez o prato mais famoso da culinária brasileira, a feijoada, não existisse sem a participação de carnes salgadas. Para um processo de salga ser efetivado com sucesso, é necessário muito sal, fino ou grosso, dependendo do resultado esperado, temperatura seca e ventilação abundante.

Tipos de carnes salgadas brasileiras

Carne de sol: método popular no Nordeste, onde foi conhecida como "carne de vento". Pode ser feita com qualquer corte do boi, mas o coxão mole,

a alcatra e o contrafilé são os mais usados. A salga é leve, feita com sal fino, e dura dois ou três dias. A carne é pendurada em local arejado e protegido do sol. Quando houver a formação de uma película branca na superfície, o processo estará finalizado, propiciando uma carne úmida e macia.

Carne-seca: tem origem no século XVII, no interior do Nordeste, na tentativa de prolongar a vida média da carne de sol. Conhecida popularmente como a carne seca do sertão, é muito salgada e feita em cortes dianteiros, em mantas finas e empilhadas, propiciando desidratação por prensagem das mantas. No processo de salga, além do empilhamento e desidratação, a carne passa também por secagem ao sol e ventilação.

Charque: processo de salga extensivo, com utilização de cortes finos e pilhas altas de mantas salgadas. Utiliza-se muito sal e tempo de salga prolongado. Método utilizado por muitos anos em "charqueadas", fazendas do Rio Grande do Sul dedicadas somente a essa atividade.

Jerked beef: variante comercial e industrial do charque, acrescenta rigores tecnológicos de prensagem, salga e secagem, diminuindo o tempo de preparo, embalagem e distribuição.

Top 10 para redução do sódio

Comprando...

Leia o rótulo dos alimentos.
Evite os alimentos industrializados, prefira os naturais.
Evite enlatados e embutidos.
Coloque em sua lista de compras vegetais frescos em abundância.

Cozinhando...

Reduza a quantidade de sal na comida.
Não utilize temperos prontos.
Abuse das ervas naturais para realçar o sabor.

Comendo...

Não coloque o saleiro à mesa.
Não use molhos e condimentos para temperar a salada.
Evite os sucos em pó e refrigerantes, prefira os naturais.

Salsinha

Na alimentação, as ervas condimentares e aromáticas atuam realçando o sabor, além de possuírem princípios ativos relacionados à prevenção ou até mesmo à cura de algumas doenças.

A salsa ou salsinha (*Petroselinum crispum*) talvez seja uma das ervas mais antigas usadas pelo homem como condimento e é encontrada em diferentes localidades do Brasil. A planta possui importante papel antioxidante, decorrente de fenóis e fitoquímicos, além de ser rica em manganês e cálcio. Alguns estudos científicos tentam associar sua utilização como coadjuvante nas ações diuréticas, outros indicam seu uso também no tratamento do reumatismo e complicações gástricas. O emprego medicinal da salsinha está relacionado a quadros de menor capacidade de coagulação. Desse modo, muitos compêndios antigos de farmacologia e utilização de ervas citam o poder anticoagulante de chás, infusões e emplastros de salsinha na cura de doenças cardiovasculares.

Na gastronomia, a salsinha é empregada na finalização de receitas e na decoração final dos pratos. Muitos gastrônomos preferem ervas mais aromáticas e de sabores peculiares, relegando à salsinha o lugar de coadjuvante em caldos e saladas.

Sardinha

A sardinha possui alto teor proteico, vitamínico, de sais minerais e é de fácil digestão. Em muitas revisões de literatura e em análises de composição dos alimentos, ela é considerada um dos alimentos mais completos para o homem.

O consumo de pescados como forma de nutrição saudável está diretamente relacionado a seu alto valor nutritivo, por conter elevados teores de vitaminas A e D, gordura insaturada e proteína de alto valor biológico, sendo também fonte de cálcio e fósforo. No entanto, apesar de conter nutrientes essenciais para alimentação humana, o pescado também pode abrigar microrganismos patogênicos, por causa da contaminação do ambiente ou do manuseio inadequado.

A sardinha é conhecida como uma espécie que apresenta concentrações significativas de ácidos graxos poli-insaturados, além de proteínas de alto valor biológico, conferindo-lhe características nutricionais e funcionais favoráveis. Além de ser um pescado com preço acessível, contém os ácidos graxos ômegas 3, 6 e 9 em quantidades adequadas – essenciais para o organismo e que trazem benefícios à saúde, como já foi dito –, assim como possui a praticidade de ser um alimento pronto para o consumo, no caso da conserva.

Alguns estudos controlados mostraram que o consumo de peixes similares às sardinhas de forma constante por longo período é capaz de reduzir o risco de infarto e o nível de triglicérides séricos, além de auxiliar na prevenção de diabetes, osteoporose e enxaquecas.

O óleo de soja e o molho com tomate são os líquidos de cobertura mais usados nas sardinhas em conserva. Porém, é comum observar o descarte desses líquidos pelos consumidores antes ou durante o consumo, prática não recomendável. Nesses líquidos podem estar

presentes vitaminas e resquícios da gordura ômega 3, além de não existirem contraindicações sanitárias ao seu consumo. O maior cuidado deve ser com a quantidade de sal na preparação dessas conservas.

Slow Food

O conceito de *slow food* tem origem em publicações do crítico gastronômico e sociólogo italiano Carlo Petrini. Em uma cidadezinha chamada Bra, situada em Piemonte, no norte da Itália, temos a difusão inicial dos conceitos da *slow food*, que literalmente se traduz como "comida lenta". Em 1986, o conceito torna-se internacionalmente conhecido, com a fundação de diversas associações ao redor do mundo defendendo valores em contraponto à tendência americanizada da *fast-food* (comida rápida). Itália, Alemanha, Suíça, Estados Unidos, França, Japão, Reino Unido, Espanha, Argentina e Brasil já contam com centenas de milhares de adeptos, organizando feiras, congressos e festivais.

O conceito do *slow food* refere-se a dar a justa importância ao prazer ligado ao alimento, aprendendo a aproveitar as diversidades de receitas e sabores, reconhecendo a variedade de lugares onde foram produzidos os ingredientes e, principalmente, respeitando os ritmos das estações, as características regionais e o convívio cultural. A necessidade da "educação do gosto" como a melhor defesa contra a má qualidade da alimentação diária e o resgate dos paladares infantis e familiares devem servir como guia contra a monotonia das refeições apressadas e padronizadas. Os adeptos dessa tendência atuam salvaguardando a cozinha local, a produção tradicional, as espécies vegetais e animais em risco de extinção e defendem um novo modelo de agricultura, menos intensivo e mais justo.

As redes de associados da *slow food* podem ser subdivididas em sedes locais, chamadas na Itália de *condotte* e no restante do mundo de *convivium*. Via de regra, são coordenadas por líderes que organizam cursos, degustações, jantares, viagens, promoções locais de

campanhas da associação, de ativação de projetos, como Horta nas Escolas, e de participação em grandes eventos organizados pela Slow Food International Association.

A partir da ideia de *slow food* nasceu o Terra Madre, encontro mundial entre as diversas subtendências e organizações nacionais. Anualmente, são organizados eventos de difusão dos conceitos, defesas do sabor, do aroma, da culinária regional e da preservação da biodiversidade e dos conceitos de sustentabilidade.

Soja

Soja e derivados podem ser aliados da alimentação e da nutrição. A soja pertence ao grupo das leguminosas. Há séculos é cultivada pelos asiáticos e surge como importante nutriente ocidental em meados do primeiro milênio depois de Cristo. No século XVIII, diversos pesquisadores europeus observaram a validade proteica e lipídica do feijão de soja. Nesse período, a preocupação com o emprego da soja na nutrição animal suplantava os interesses voltados à alimentação humana.

Curiosamente, a soja alcançava o mercado norte-americano de carona nos navios cargueiros que retornavam aos Estados Unidos, que a utilizavam como lastro. De forma gradativa, em virtude de seu valor proteico, grupos religiosos vegetarianos adventistas iniciaram a utilização da proteína de soja em substituição à de origem animal. Desse marco para a frente, houve a ampliação de seu uso como nutriente básico ou suplemento de proteína e óleo no cardápio diário de importante parcela da população.

A indústria alimentícia, por meio da manipulação do feijão de soja, extrai dele diversos componentes nutricionais: óleo, fibras, proteína e resíduos. Historicamente, a soja passou por quatro fases de utilização na indústria alimentícia. Primeiro na fabricação dos "queijos de soja" (*tofu*) e na manipulação dos macerados simples. A evolução proporcionou a semi-industrialização: criação do leite de soja, farinhas e compostos ricos em fibras. Depois, surgiram os óleos mais sofisticados e manipulados na composição em cadeias de gorduras, aumentando a participação de gorduras poli-insaturadas no óleo de soja, e houve o desenvolvimento da proteína de soja em forma mais pura. Por fim, vivemos o incremento de técnicas de manipulação nutricional, com o desenvolvimento da proteína isolada de soja e sua utilização na criação

de alimentos especificamente direcionados, como o "leite de soja com sabor de leite de vaca". Hoje, produtos à base de proteína isolada de soja ocupam inúmeras prateleiras dos supermercados, opção saudável e alternativa para alimentação correta.

Soja: tipos de preparo

O grão de soja pode ser consumido como substituto de leguminosas (feijão, grão-de-bico, lentilha), complementando pratos de saladas ou de vegetais em geral. Na indústria, é utilizado na produção de farinha, proteína texturizada, óleo, extrato e fórmulas infantis. Uma versão comercial mais recente do consumo de soja é o grão torrado, servido como petisco ou acompanhamento de saladas ou sopas. Para o preparo do grão de soja, utiliza-se a torra como processamento térmico, semelhante à do amendoim, tendo como ponto final a separação entre a casca e o grão.

Proteína texturizada de soja

A proteína texturizada de soja é produzida a partir de sua farinha desengordurada através de um processo chamado de extrusão termoplástica, que ocorre em alta temperatura, mediante a extração do óleo dos grãos. Após a extrusão e a secagem, a proteína encontra-se isolada e pronta para o consumo. Trata-se de um ingrediente fundamental na indústria alimentícia, usado em diversos produtos como salsichas, linguiças e hambúrgueres. São produzidas também proteínas texturizadas de soja granuladas, em flocos e moídas, para o consumo em substituição à carne. Dessa forma, é usada no processamento de embutidos, almôndegas, quibe, hambúrguer e outros produtos que simulam a carne. Essa apresentação nutricional da soja é a mais ampla utilização de um nutriente vegetal na indústria alimentícia, barateando processos e melhorando a qualidade nutricional de diversos produtos.

Extrato de soja

O extrato de soja, popularmente conhecido como "leite de soja", é obtido de grãos selecionados, submetidos a tratamento térmico, descascamento (a retirada da casca aumenta a sua solubilidade), pré-moagem e

micronização. O extrato de soja pode substituir o leite de vaca para pacientes com intolerância a lactose, porém o baixo conteúdo de cálcio inviabiliza a substituição total dos derivados de leite. Alguns trabalhos sugerem a adição de lactato de cálcio ao extrato de soja, para proporcionar a melhora do conteúdo em cálcio. A Agência de Vigilância Sanitária proíbe o uso da expressão "leite de soja" para bebidas à base dessa leguminosa.

Soja, sojinha e grão de soja: um pequeno resumo para entender (quase) tudo

A composição do grão de soja varia de acordo com as condições de plantio e do solo, podendo-se obter entre 40% a 45% de proteína, 18% a 20% de lipídios, 30% a 34% de carboidratos (glicose, frutose e sacarose, fibras e oligossacarídeos, como rafinose e estaquiose) e 5% de minerais. Entre os minerais, os mais presentes são potássio, cálcio, magnésio, fósforo, cobre e zinco. É fonte de algumas vitaminas do complexo B, entre elas a riboflavina e a niacina, como também de vitamina C (ácido ascórbico). Porém, é pobre em vitamina A e não contém vitaminas D e B12.

Além desses nutrientes, a soja contém a isoflavona, elemento também chamado de fitoestrógeno, que atua na prevenção de doenças crônico-degenerativas como o câncer de mama, de colo de útero e de próstata. Sua estrutura química é semelhante à do estrógeno (hormônio feminino) e, por isso, é uma substância capaz de aliviar os efeitos da menopausa e da tensão pré-menstrual. As propriedades estrogênicas também ajudam a reduzir outro problema causado pela deficiência hormonal: a osteoporose.

As fibras dietéticas solúveis e insolúveis presentes na soja contribuem para a manutenção do nível glicêmico e para melhorar a sensibilidade à insulina – e, por apresentar baixo índice glicêmico, é relevante na prevenção e no tratamento de diabetes e obesidade.

Como componentes do grão de soja, ainda temos os fitatos, que são compostos químicos utilizados pelas plantas para armazenar o fósforo no interior de suas células. Os fitatos são considerados fatores antinutricionais, pois reduzem no organismo a biodisponibilidade de minerais como cálcio, ferro, magnésio, manganês, cobre e zinco,

principalmente. Porém, na última década, estudos demonstraram que os fitatos também atuam como potentes agentes antioxidantes (prevenindo a oxidação ou o envelhecimento das células), cumprindo assim uma função importante na redução dos riscos de inúmeras doenças crônicas e degenerativas, como alguns tipos de câncer e artrites.

Os oligossacarídeos são outros componentes que eram criticados por induzir a formação de gases, mas hoje estão presentes entre as substâncias prebióticas, capazes de melhorar a função do cólon e exercer efeitos benéficos sobre vários tipos de câncer, nos lipídios séricos e na absorção do cálcio.

Após a avaliação da composição específica de aminoácidos e a facilidade com que é digerida e absorvida pelo organismo (Protein Digestibility Corrected Amino Acid Score – PDCAAS), a proteína de soja foi considerada de alto valor biológico, por apresentar um escore equivalente ao das fontes proteicas de origem animal de alta qualidade: ovo e leite. Os valores do PDCAAS estão entre 0,1 e 1,0. O valor 1,0 representa 100% dos aminoácidos essenciais, necessários a uma criança de 2 a 5 anos, presentes na proteína em questão. A proteína de carne bovina possui PDCAAS de 0,92, enquanto a caseína, a albumina e a proteína isolada de soja alcançam 1,0 e a farinha de milho, 0,52.

Quais são os produtos de soja que podemos introduzir na alimentação? Além do grão de soja, temos disponíveis a farinha (*kinako*), o *tofu* (queijo de soja), o extrato solúvel (leite), a proteína texturizada (PTS ou carne de soja), óleo e *missô* (pasta para sopa). Vale ressaltar que tanto a soja em grão como os produtos derivados possuem isoflavonas, e sua concentração vai depender dos processos industriais aos quais a soja é submetida. O *kinako* é o grão de soja torrado e moído, enquanto a farinha de soja é feita após o tratamento térmico do grão (fervura de cinco minutos e choque em água fria). As farinhas e farelos resultam da trituração dos grãos e da remoção do óleo e contêm cerca de 40% a 54% de proteínas. Podem ser grossas, médias ou finas. A farinha tem a mesma composição, variando apenas quanto ao tamanho da partícula. Podem ser utilizadas no preparo de pães, bolos, biscoitos e tortas salgadas ou misturadas ao leite, ao iogurte, às frutas picadas, a sucos e vitaminas.

Tomate

Produto agrícola importante em todo o planeta, o tomate é o vegetal mais consumido no Brasil. Seu cultivo e consumo iniciaram-se com os incas, no Peru, por volta do século VII a.C., mas foi no México que ele se expandiu, sendo introduzido na Europa no século XVI. Mais tarde, disseminou-se pela Ásia Meridional e Oriental, pela África e pelo Oriente Médio.

Atribui-se a Cristóvão Colombo sua introdução na Europa, uma variedade amarelada que na Itália ganhou o nome de *pomodoro* ("fruto de ouro"). Inicialmente, porém, o tomate não assumiu nenhum papel relacionado à alimentação naquele continente: os europeus acreditavam que essa fruta era afrodisíaca ou até mesmo venenosa, e seu plantio tinha fins apenas ornamentais, sendo inclusive amaldiçoado por religiosos ortodoxos. Por volta de 1522, quando o reino de Nápoles (sul da Itália) estava sob domínio espanhol, o intercâmbio de culturas propiciou a introdução do tomate na culinária italiana. Contudo, somente no século XIX o fruto ganhou notoriedade: vários tratados históricos e livros de gastronomia citam Raffaele Esposito como o autor da primeira pizza moderna com base no tomate, em 1889, em homenagem à rainha Margherita di Savoia (daí o nome da pizza), imortalizando esse fruto na cozinha italiana.

A grande família dos tomates

Na atualidade, o tomate pode ser encontrado em todas as regiões do planeta, integrando muitas culinárias. Veja a seguir alguns tipos mais frequentes.

San Marzano: para vários colunistas de gastronomia, é o rei dos tomates. Na verdade, existe muito marketing desse fruto da região de

Nápoles, utilizado nos famosos molhos napolitanos que emolduram as pizzas *margheritas* e massas famosas. De sabor adocicado, vermelho intenso e com baixíssima acidez. Atualmente, é encontrado apenas enlatado, como o famoso "tomate pelado".

Caqui: grande, com variedade de gomos, de cor vermelha intensa, é ideal em saladas e como acompanhamento de anchovas e muçarela de búfala.

Débora: versão híbrida do tomate santa cruz, ideal para molhos, de cor vermelha intensa, de tamanho médio e longa conservação em prateleiras.

Momotaro: ideal para saladas, de sabor adocicado e intenso; cor rósea.

Italiano: em formato de pera, cor vermelha intensa, ideal para saladas ou conservas como tomate seco.

Holandês: vendido em cachos, tamanho médio, adocicado, próprio para consumo cru ou assado.

Cereja: pequeno, de sabor adocicado, deve ser consumido por inteiro e como decoração de saladas. Seu molho possui perfume suave, ideal para pratos com mistura de ervas e temperos.

Sweet grape: tem formato de uva, sabor muito doce e delicado, ideal para decoração e finalização de pratos.

Pera: minitomate levemente ácido e de sabor adocicado.

Cada 100 g de tomate fornecem aproximadamente 20 calorias. O tomate é rico em vitaminas C, E e potássio. Além disso, contém betacaroteno (provitamina A), vitaminas do complexo B, minerais como cálcio, fósforo, ferro, sódio, magnésio e cloro e uma substância chamada licopeno, que lhe dá a cor vermelha. O licopeno possui ação antioxidante e anticancerígena.

O consumo do tomate está associado a menores índices de câncer de pâncreas e principalmente de próstata. A evidência de menor chance de tumor maligno também é muito forte para cânceres de pulmão e estômago, e sugestiva para cânceres cervical, colorretal, de mama, da cavidade bucal e do esôfago. Estudos realizados no ano 2000 relatam que os benefícios antioxidantes do licopeno do tomate são mais bem absorvidos em conjunto com os lipídios da dieta, como o azeite de oliva. Além do tomate, outros alimentos possuem licopeno em quantidades

variadas: melancia, goiaba vermelha, papaia, molho de tomate, suco de tomate e *ketchup*.

O tomate cru apresenta, em média, 30 mg de licopeno/kg; o suco de tomate, cerca de 150 mg/litro; e o *ketchup*, 100 mg/kg. O licopeno presente nos tomates varia conforme o tipo e o grau de amadurecimento do fruto. O tomate vermelho maduro contém maior quantidade de licopeno que de betacaroteno, sendo responsável pela cor vermelha predominante. As cores das espécies de tomate diferem do amarelo para o vermelho alaranjado, dependendo da razão licopeno/betacaroteno da fruta.

O consumo de alimentos ricos em licopeno, assim como uma concentração maior de licopeno no sangue, foram associados a um menor risco de câncer, principalmente de próstata. O consumo de licopeno também está sendo inversamente associado ao risco de infarto do miocárdio. A oxidação da molécula de LDL é o passo inicial para o desenvolvimento do processo aterogênico e consequente doença coronária, embora exista um limite na evidência de que uma suplementação de licopeno possa reduzir os níveis de LDL colesterol. Para finalizar, parece que o consenso internacional fixa que o valor de 35 mg/dia seria uma ingestão média diária apropriada desse antioxidante.

Trufas

A diferença entre trufas e cogumelos é que as primeiras se desenvolvem abaixo do solo, em associação com as raízes de certas árvores, enquanto os cogumelos têm um corpo vegetativo classicamente representado por uma figura semelhante a um guarda-chuva.

O tartufo pode ter uma superfície lisa ou verrugosa. Sua cor pode ser branca, amarelada, preta ou mesclada. Existem dezenas de espécies (cerca de trinta somente na Europa) distribuídas nos vários continentes. A China, paraíso das cópias e da fabricação de marcas parecidas e totalmente iguais às originais, não poderia ficar fora desse mercado: já existem muitas trufas chinesas, vendidas disfarçadas nas prateleiras *gourmet* ao redor do mundo.

A espécie mais apreciada, porém, possui zona de produção extremamente limitada – Toscana e Piemonte, na Itália – e seu crescimento ocorre a cerca de 10 centímetros abaixo da superfície do solo, nos bosques habitados por uma árvore de poucas folhagens conhecida como *pioppo*.

Um dos maiores segredos é a localizacão dos "ninhos" de trufas: geralmente, cada caçador só sai acompanhado de seu cachorro, um importante aliado, pois é por meio do seu olfato que se descobrem os locais onde elas se encontram. Como é um ingrediente selvagem, alcança preços estratosféricos: um quilo da iguaria pode chegar a 4 mil dólares.

Vegetarianismo

Todos os povos, em todas as épocas, sempre se preocuparam em estabelecer critérios de segurança alimentar, baseando-se tanto nos recursos naturais disponíveis quanto em seus preceitos morais ou religiosos. A constante busca por alternativas para a alimentação vem desde os primórdios da civilização, quando o homem procurava fontes de alimentos no mundo ao seu redor, na forma de coletores ou de caçadores. Quando valores morais ou prescrições religiosas são incorporados à vida e ao comportamento humano, a alimentação passa por modificações profundas, com a seleção de determinados alimentos e a busca de novas fontes alimentares, resultando em proibições e rituais que sobrevivem até os dias de hoje.

Um exemplo muito comum é a relação da dieta vegetariana com algumas importantes religiões antigas e com certas filosofias de vida. É conhecida a predileção dos grandes filósofos clássicos (Platão, Sócrates, Pitágoras) pela alimentação vegetariana, que a recomendavam a seus discípulos. É famosa a "dieta de Pitágoras", que consistia no uso liberado de vegetais macios e frescos, que necessitariam de pouco ou nenhum cozimento na preparação, na abstinência de todos os alimentos de origem animal, com exceção do leite e do mel, e de todos os condimentos, substituídos por ervas aromáticas e frescas.

Em várias épocas, mesmo nos períodos em que se abusava do uso das carnes em razão da abundância de caça em certas regiões, alguns pensadores e religiosos preocuparam-se com o retorno a uma alimentação mais "natural", ou seja, sem grandes modificações e sem agressões ao meio ambiente. O objetivo, segundo textos antigos, seria facilitar a busca espiritual e uma prática de vida mais regrada e simples. Dessa forma, muitos optaram por uma alimentação mais

vegetariana, com menos requintes e mais próxima de sua forma original (naturalismo), como meio de atingir um elevado estado espiritual.

Alguns riscos nutricionais das dietas vegetarianas

De modo geral, as dietas vegetarianas têm se mostrado eficientes na prevenção de algumas das principais doenças responsáveis por grande número de mortes na sociedade atual, como as cardíacas e o câncer de estômago e intestino. Isso se deve não só ao tipo de alimentação (baixo consumo de gorduras saturadas, maior ingestão de fibras), mas também aos hábitos de vida típicos dos seguidores do naturalismo ou vegetarianismo, como a abstenção de fumo, álcool e drogas em geral. Porém, apesar dos benefícios, algumas implicações no estado nutricional podem ser geradas, como deficiências de proteínas e sais minerais, caso não haja bom equilíbrio de nutrientes. Restrições excessivas a certos alimentos podem levar a carências nutricionais bastante severas, principalmente em indivíduos que já tenham algum comprometimento físico. É importante também lembrar que as necessidades nutricionais variam de acordo com a idade e o estado fisiológico – crianças, mulheres grávidas ou que estejam amamentando devem receber uma alimentação diferenciada.

Cálcio e ferro: há alguma solução para os vegetarianos?

Sabemos que dentro das variáveis de dietas vegetarianas, quando se permite o uso de leite e derivados, além de ovos, dificilmente o indivíduo apresentará deficiência de proteínas e cálcio, uma vez que o leite sozinho, como principal fonte proteica em uma dieta à base de cereais e hortaliças, é capaz de fornecer todos os aminoácidos essenciais que faltam nos cereais e a quantidade de cálcio necessária a qualquer indivíduo.

Embasados em pesquisas de composição dos alimentos relacionando as necessidades de um indivíduo normal, sabemos que cerca de 600 ml a 700 ml de leite de vaca ao dia suprem quase toda a cota de cálcio de uma pessoa adulta. É importante lembrar que o cálcio presente no leite é um dos mais bem aproveitados pelo organismo humano, em vista de

inúmeros mecanismos de absorção intestinal, ao contrário do cálcio presente em vegetais.

Contudo, mesmo com o consumo diário de leite ou de seus derivados, a necessidade de ferro normalmente não é suprida com uma alimentação sem carnes. Para os vegetarianos, aconselha-se, além do uso diário dos cereais integrais, aumentar o consumo de leguminosas, ingerir nozes, sementes e frutas secas, usar melado ou açúcar mascavo como adoçante e mais fontes de vitamina C junto às refeições principais. Para mulheres grávidas ou nutrizes e principalmente para crianças e adolescentes, é importante fazer a suplementação desse mineral, evitando o desenvolvimento de anemia ferropriva.

Assim, em resumo, recomenda-se:

- Incluir frutas secas no cardápio diário.
- Diminuir o consumo de fibras, aumentando a quantidade total de alimentos (usar combinações entre cereais refinados e integrais). Usar óleos de bom valor nutricional e com diversidade de gorduras, como o óleo de canola e o azeite de oliva.
- Combinar diariamente, nas refeições principais, pelo menos um cereal e uma leguminosa.
- Aumentar o consumo de verduras de folhas verde-escuras, nozes, castanhas e leguminosas.
- Observar a possibilidade de suplementar com ferro e zinco a alimentação, principalmente para os grupos mais vulneráveis (crianças, grávidas etc.).

Dietas vegetarianas liberadas e restritas na sociedade moderna

Várias correntes de pensamento, ao longo da história, passaram a se dedicar ao estudo do naturalismo e, como extensão, da alimentação vegetariana. São muitas as personalidades históricas que adotaram essa forma de alimentação, fazendo dela uma prática de vida. Estudos clínicos em alimentação foram conduzidos por nutricionistas e médicos defendendo uma dieta simples, baseada na abstenção de carnes e de bebidas alcoólicas, como forma de promover a saúde.

Em pesquisas sobre a disseminação de dietas vegetarianas, sempre surge o ministro presbiteriano e médico norte-americano Sylvester Graham (1794-1851), um dos primeiros defensores do vegetarianismo no Ocidente, em cujos trabalhos observa-se grande ênfase no uso do pão integral, até então considerado alimento desimportante para a saúde. Hoje, ele batiza o famoso "pão de Graham", nome utilizado para um tipo de pão integral muito comum em alguns países. Muitos cientistas, médicos, filósofos, artistas e intelectuais foram influenciados pelos conceitos de Graham.

Algumas sociedades médicas e leigas foram fundadas pelos defensores da alimentação vegetariana e naturalista – como a Sociedade Vegetariana Alemã, em 1867. Vários grupos religiosos também promoveram esse tipo de alimentação, como é o caso da Igreja Adventista do Sétimo Dia.

Durante a Primeira Guerra Mundial, devido à escassez de alimentos, ocorreram algumas experiências de alimentação desprovida de carne. Na Dinamarca, em virtude do bloqueio às importações, o governo solicitou à Sociedade Vegetariana que organizasse um programa de racionamento de alimentos. O resultado conduziu ao aumento do consumo de cereais e pão integral, mingau de cevada, laticínios e batatas, com adequada permanência dos parâmetros clínicos de nutrição em grande parte da população.

Já na Noruega, durante a Segunda Guerra Mundial, devido à menor oferta dos produtos de origem animal, a população passou a se alimentar basicamente de cereais, batatas e laticínios. Além de não se ter encontrado nenhum sinal de deficiência proteica nesses indivíduos, observou-se também considerável redução no número de mortes causadas por enfermidades circulatórias.

A Sociedade Vegana surgiu em 1944, pregando uma alimentação à base de frutas, nozes, grãos e outros vegetais, abolindo qualquer alimento que exigisse sacrifício animal. Essa sociedade tem, ainda hoje, muitos adeptos em todo o mundo. Vários outros movimentos surgiram nesse século, com base religiosa ou não, que defenderam a alimentação vegetariana como a melhor forma de garantir a saúde e o equilíbrio mental.

Classificação básica dos diferentes tipos de dieta vegetariana

Dieta vegetariana restrita, pura ou total: não utiliza nenhum produto de origem animal como alimento.

Dieta lactovegetariana: apesar de se abster de carnes, a pessoa que segue essa forma de alimentação pode fazer uso do leite e seus derivados, como queijos e iogurtes.

Dieta ovolactovegetariana: semelhante à anterior, com a variação de permitir também o uso de ovos de qualquer origem e sem restrições na manipulação gastronômica.

Essa classificação é genérica, não se considerando determinadas especificidades de dietas orientadas por um pensamento ortodoxo filosófico e/ou religioso.

Quando o consumo exagerado de vegetais pode ser um perigo?

O consumo elevado de fibras (cereais integrais, hortaliças e frutas com casca) pode trazer graves deficiências, inclusive energéticas. Inúmeros trabalhos científicos tornaram muito conhecido o poder de saciedade das fibras, fazendo com que o indivíduo fique satisfeito com uma quantidade menor de alimentos. Com isso, pode haver uma ingestão de alimentos inferior à necessidade, gerando emagrecimento excessivo, desânimo, fraqueza e apatia geral. Existem muitas alterações no trato gastrointestinal, decorrentes de excesso de fibras no cardápio diário. O consumo exagerado ou como único alimento altera o esvaziamento gástrico com aparecimento de diarreia e fluxo intestinal acelerado, comprometendo o tempo de exposição dos alimentos às células intestinais e à absorção de minerais.

A deficiência de ingesta de proteínas também pode ocorrer caso não seja feito bom equilíbrio das fontes de proteínas vegetais. O consumo diário e ampliado com uma grande variedade de leguminosas (feijão de qualquer tipo, soja, ervilha, lentilha, grão-de-bico) junto com cereais (milho, arroz, trigo etc.) é essencial para que o organismo receba todos os aminoácidos necessários à síntese de proteínas pelo organismo.

Essa combinação é ainda mais importante quando não se usa nenhuma fonte proteica de origem animal (carne, ovo, leite ou

derivados). Dietas com amplo consumo de vegetais e muito restritivas a proteínas de origem animal podem gerar graves deficiências proteicas no organismo, o que poderá ser percebido de várias formas, desde a simples queda de cabelos e unhas quebradiças até a dificuldade de cicatrização de feridas e queda da resistência imunológica.

Várias pesquisas científicas têm demonstrado também a interação das fibras com a absorção de sais minerais, o que pode ser entendido com uma regra simples: certa quantidade de fibras na alimentação diária não só favorece o funcionamento dos intestinos como ajuda na absorção dos sais minerais, porém, quando a quantidade de fibras é excessiva, o trânsito intestinal é acelerado, impedindo ou retardando a absorção de vários nutrientes.

Os alimentos de origem vegetal também apresentam, muitas vezes, substâncias de ação contrária à absorção de nutrientes, às quais chamamos "fatores antinutricionais". Exemplos desses fatores são o ácido fítico, os taninos e os oxalatos presentes nos farelos (parte fibrosa) dos cereais e nas cascas e folhas de certos vegetais. Dessa forma, a variedade de alimentos é uma boa alternativa na busca por nutrição e alimentação saudável.

Vitamina B12: a deficiência perigosa para os vegetarianos

Um nutriente muito importante que normalmente é deficiente na alimentação exclusivamente vegetariana é a vitamina B12. Essa vitamina está disponível apenas em alimentos de origem animal, uma vez que no processo de lavagem das folhas verdes com água perde-se praticamente toda a B12.

A vitamina B12 é essencial para a regeneração e multiplicação celular, sendo fundamental para o crescimento e formação de músculos. Sua deficiência pode não ser percebida de imediato – indivíduos adultos podem levar até vinte anos para apresentar sintomas da falta de B12 no organismo. Existe uma produção dessa vitamina pelas ações metabólicas das bactérias intestinais, mas em ritmo inferior às necessidades diárias. Para crianças e adolescentes que fazem dietas exclusivamente vegetarianas, é conveniente a

administração de suplementos de B12, em forma de cápsulas, para evitar comprometimentos ao crescimento.

Zinco e selênio

Há uma deficiência normal de zinco e selênio na alimentação típica dos brasileiros, devido à falta desses minerais em boa parte do solo do País. Já as castanhas brasileiras, como a do Pará, são ricas nesses minerais, principalmente em selênio. Por isso, acrescentar castanhas nas dietas gerais, e principalmente nas vegetarianas, é um bom investimento para ajudar a evitar algumas deficiências na imunidade e nas ações celulares. As maiores fontes desses nutrientes, pensando em adaptar cardápios, são as vísceras (fígado, moela, rins) e frutos do mar.

Vinagres

Na antiga Babilônia, já eram produzidos vinagres de frutas, principalmente de uva e tâmaras. Descrições de mais de quatro mil anos demonstram a fabricação de vinagres de frutas e vegetais com adição de açúcar. A produção dos vinagres está relacionada diretamente à degradação natural de compostos alcoólicos em um suco de frutas, a partir do contato com bactérias presentes na atmosfera e um pouco de água. A regra básica é que quanto mais açúcar presente no suco das frutas, maior a possibilidade de produção de álcool e fermentação.

Na produção comercial elaborada de vinagres de vinho adiciona-se uma cultura pura de leveduras, popularmente chamada de "mãe do vinagre", visando selecionar o crescimento mais rápido de bactérias do gênero *Acetobacter* ou *Gluconobacter*. Atualmente, há uma popularização da palavra "vinagre"; sua origem vem da expressão francesa para vinho azedo, *vin aigre*.

A literatura especializada considera o método Orleans, processo de fermentação que ocorre em tonéis de carvalho com a temperatura controlada de 21 °C, ideal para produção de bons vinagres. A produção é lenta e pode demorar alguns meses, requisito imprescindível na qualidade do produto.

Os vinagres se diferenciam pelo sabor e acidez, mas é no aroma que está a maior qualidade de um vinagre: seu odor deve ser agradável, puro e delicado, propiciando harmonizações com diferentes preparações culinárias.

Para um conhecimento mais profundo dos vinagres, é necessário inicialmente diferenciar dois produtos comerciais empregados na culinária moderna: o aceto balsâmico (vinagre originário de vinho

fermentado) e o balsâmico (produzido a partir do mosto da uva, primeira maceração antes da fermentação).

Variedades de vinagre:

Arroz: típico da culinária japonesa, tem acidez variável com o tempo e o processo de fermentação, compondo qualquer receita de *sushi* ou tempero de *sashimi*.

Cidra: o mais popular vinagre de frutas, com sabor ácido leve, perfumado e de fácil harmonização.

Cítrico: com elevado grau de acidez, é o ideal para pratos com pimenta vermelha e tempero de folhas com queijos.

Framboesa: possui sabor dominante, muito frutado e aromático, com equilíbrio harmônico entre doçura e acidez.

Vinho branco: com aroma leve, pode ser usado em peixes e frutos do mar; é ótimo em molhos para ostras. Misturado com açúcar, aumenta a acidez mesclada ao sabor doce, propício a aves e risotos.

Vinho tinto: aromático e ácido, utilizado no tempero de carnes vermelhas e saladas, pode ser envelhecido e compor molhos.

Vinhos e Uvas

Por meio de estudo realizado na Austrália, observou-se que algumas doses de vinho tinto podem afastar em parte o risco de doenças cardiovasculares em obesos. Os médicos J. B. Dixon e sua equipe do Alfred Hospital, de Melbourne, descobriram que os obesos que tomam vinho tinto moderadamente reduzem o nível da proteína homocisteína no sangue. Os altos níveis da proteína já foram relacionados a um aumento no risco de doença cardiovascular. Assim, segundo a pesquisa, manter sob controle os níveis de homocisteína pode cortar ou pelo menos reduzir esse risco. No estudo, os cientistas mediram os níveis de homocisteína no sangue de 350 homens e mulheres obesos e os questionaram sobre seus hábitos de consumo de álcool. Segundo os pesquisadores, aqueles que disseram consumir vinho tinto apresentaram concentrações sanguíneas 17% mais baixas de homocisteína do que aqueles que não tomavam bebidas alcoólicas e 13% menores do que os que consumiam cerveja ou conhaque. Os níveis ligeiramente mais baixos de homocisteína foram observados em pessoas que consumiam menos de 100 g de vinho por semana. No entanto, vale ressaltar que muitos outros fatores podem ter interferido no estudo, tais como a concentração de flavonoides, o tipo de uva e o estilo de vida dos pacientes observados.

Uvas: afinal, são saudáveis?

Um copo de suco de uva (150 ml) no almoço e outro no jantar ou um cálice de vinho tinto ao dia ajudam a prevenir a obstrução das artérias coronárias. Pesquisas revelaram que as substâncias químicas encontradas nas uvas ajudam a dilatar as artérias e, consequentemente, podem reduzir a pressão sanguínea.

Do ponto de vista terapêutico, trata-se de um suco poderoso, podendo fornecer energia, estimular as funções hepáticas, combater a acidez sanguínea, estimular o sistema digestório, acelerando o metabolismo, e ainda pode ser utilizado em dietas de emagrecimento, pois desintoxica o corpo de várias maneiras.

O suco dessa poderosa e deliciosa fruta é rico em vitaminas, minerais e contém cerca de vinte antioxidantes, conferindo-lhe eficácia no combate ao envelhecimento.

Os antioxidantes encontram-se nas sementes e nas cascas, e quanto mais vibrante a cor maior será seu poder de combate aos temíveis radicais livres produzidos em nosso corpo. Isso significa que as vermelhas e roxas são as mais poderosas.

Vinhos: curiosidades sobre as uvas no processo de produção

A uva madura contém altos teores de açúcar, que no processo de fermentação gera o álcool, conferindo nesse ponto inúmeras características aos vinhos. Outros componentes importantes da estrutura das uvas são os ácidos essenciais que balizam a doçura e fornecem a sensação refrescante e equilibrada da bebida.

O momento ideal para a colheita da uva, chamada vindima, depende do projeto final das características desejadas para os vinhos. Com o amadurecimento das uvas aumentam o açúcar, o tanino, a coloração e os demais componentes dos aromas e sabores, no entanto, isso reduz a acidez e as demais sensações gustativas.

A colheita antecipada gera vinhos ácidos e de difícil harmonização, e a colheita tardia pode produzir vinhos menos estruturados e pouco aromáticos.

Componentes da uva

Pele: responsável pelo fornecimento dos corantes e taninos, confere sabor aos vinhos.

Polpa: constitui a maior parte da uva, contém água e açúcar, responsáveis pela transformação em álcool; pode fornecer, de acordo com a composição mineral, alguns sabores marcantes.

Sementes e engaço (cabinho residual): contêm muitos taninos de sabor amargo, retirados no processo de vinicultura para evitar aromas e sabores desagradáveis e fortes.

Algumas dicas básicas e rápidas sobre uvas e vinhos

Os vinhos tintos são originários de vários tipos de uvas. Cada região produtora utiliza uvas próprias, de acordo com solo, insolação, quantidade de água etc. Na verdade, o processo de escolha de determinada uva passa pelo aprendizado cotidiano de gerações, identificando na tentativa e erro a melhor escolha. Lógico que, na atualidade, os processos industriais de produção de vinhos já partem de um sem-número de variáveis controladas, e a produção artesanal perde espaço para critérios científicos e comerciais muito mais fortes.

Vejamos algumas características básicas das uvas empregadas nos vinhos tintos.

Cabernet sauvignon: é a uva mais conhecida internacionalmente. Muito usada na região de Medoc (Bordeaux), França, possui aromas marcantes e é rica em tanino. Harmoniza com carnes vermelhas.

Merlot: também comum na região de Bordeaux; de forma independente ou combinada com a *cabernet sauvignon*, os vinhos produzidos com essas uvas possuem aromas de frutas vermelhas e especiarias, são mais delicados e podem harmonizar com aves e alguns peixes, como salmão e truta.

Pinot noir: uva da região de Borgonha, produz vinhos levemente adocicados, pouco agressivos, ligeiramente ácidos, de coloração rubi-claro. Combinam com aves, peixes e massas.

Syrah (ou shiraz): uva rica em tanino, cultivada na Austrália, Argentina, Estados Unidos, Chile, Portugal e França, compõe vinhos encorpados e fortes; o aroma lembra especiarias. Pode ser harmonizada com carnes vermelhas, molhos espessos, embutidos e defumados; com queijos artesanais, promove a harmonização ideal, principalmente com aqueles picantes ou de presença marcante.

Nebbiolo: originária de Piemonte, noroeste da Itália, resulta em vinhos clássicos, bem estruturados, com aromas frutados e florais; o

envelhecimento proporciona aromas de alcatrão e trufas. Origem dos célebres vinhos Barolo e Barbaresco.

Barbera: rivaliza com a uva *nebiollo* na origem geográfica; no entanto, produz vinhos tintos de médio corpo, menos estruturados e com taninos leves. Aromas de frutas vermelhas, especiarias e condimentos.

Sangiovese: uma das uvas mais cultivadas da Itália. Produz vinhos encorpados, levemente ácidos, com aromas de cereja, ameixa e ervas secas. Origem dos vinhos Brunello e Chianti.

Tempranillo: muito usada na Espanha, produz vinhos encorpados, ricos em tanino e com aromas de framboesa e especiarias.

Malbec: de origem francesa, é a uva dominante na Argentina e no Chile. Produz vinhos tintos de cor forte, levemente encorpados e com taninos intensos. Aromas variados, predominando frutas e condimentos.

Uvas empregadas nos vinhos brancos:

Chardonnay: produz vinhos frutados, leves e agradáveis, que harmonizam com saladas e legumes, peixes, frutos do mar e aves.

Sauvignon blanc: origina vinhos frutados de sabor intenso e geralmente secos, ideais para harmonização com pratos orientais e peixes em geral. Muito produzida na região de Bordeaux.

Riesling: uva típica dos vinhos do norte da França e de algumas regiões da Alemanha. Os vinhos são de sabores e aromas cítricos, secos e muito frescos. Harmonizam com peixes, receitas condimentadas e saladas.

Sémillon: colhida tardiamente, origina os vinhos adocicados, próprios para doces e na finalização das refeições. Podem ser harmonizados com *foie gras*, patês, grelhados variados, queijos fortes e sobremesas.

Dicas rápidas e práticas para degustar um vinho

A degustação do vinho passa por algumas características básicas. Com o domínio desses elementos, pode-se seguramente definir todos os parâmetros de avaliação.

Tanino: oriundo da pele e das sementes, adquire forte presença nos tintos e mais fraca nos brancos. Confere as sensações gustativas de amargor, azedo leve, aderência ao palato e à língua – importantes na

definição da estruturação do vinho. Pode-se perceber essa característica degustando um *pinot noir versus* um Barolo: no primeiro, a sensação é de leveza; no segundo, a sensação gustativa pesa para encorpado.

Álcool: configura a sensação de "peso" na degustação. O vinho com alto teor alcoólico preenche todo o paladar; pode-se perceber essa característica comparando um branco alemão (baixo teor alcoólico) com um Zinfandel californiano (alto teor alcoólico).

Açúcar: aumenta os sabores frutados, configura uma maior riqueza de aromas.

Acidez: promove vivacidade na degustação, amplia as sensações gustativas, principalmente em brancos. Vinhos mais envelhecidos possuem menor acidez.

Flavonoides: úteis na prevenção de doenças

A recomendação de alimentos contendo flavonoides é uma constante nas orientações nutricionais de médicos e nutricionistas. No entanto, a literatura científica e as revistas de generalidades focadas em alimentação saudável fornecem poucas informações detalhadas sobre a quantidade desse fitoquímico nos alimentos, bem como as quantidades efetivas para proteger a saúde. Veja abaixo a comparação de alguns alimentos em relação à concentração fixa de flavonoides (em torno de 300 μg):

- Barra pequena de chocolate amargo (50 g)
- Seis maçãs médias com casca
- Quatro xícaras e meia de chá verde
- Dois copos grandes de suco de uva vermelha
- Vinte e oito taças de vinho branco
- Duas taças de vinho tinto

Fonte: www.nutricaoclinica.com.br; acesso em 20/10/2011.

Harmonizando tomates com vinhos

O tomate, de forma diferente do chocolate ou de vegetais como alcachofras, pimentas e rúculas, é de fácil harmonização com os vinhos. O ponto principal é a escolha de vinhos mais ácidos, para manter uma harmonia com a acidez dos frutos ou dos molhos. A procura nos rótulos

deve focar as uvas e vinhos com as denominações de *sangiovese*, *barbera* e *nero d'avola*, típicos vinhos tintos italianos. Vinhos brancos podem também harmonizar de forma satisfatória com os tomates, mas nesse caso a procura deve ser por uvas sem madeira, frutadas e de acidez leve. Os melhores vinhos são os *sauvignons blancs*, *pinot gris* e *rieslings* secos.

Rolhas: o segredo está na tampa

A rolha é um produto vegetal extraído da casca do sobreiro (*Quercus suber*), árvore da família dos carvalhos. Portugal, Itália e Espanha são seus maiores produtores. Em um processo antigo, mas certamente atrelado aos modernos conceitos de sustentabilidade, a cada nove anos a árvore é "descascada", retirando-se uma grande lâmina de material, que depois de tratamento industrial e químico se transforma nas rolhas das bebidas, principalmente dos vinhos.

As rolhas podem sofrer processos de degeneração ou de contaminação por fungos, com um aroma de mofo característico, chamado no mundo da enologia de *bouchonnée.*

Em muitos restaurantes existe a prática de apresentar a rolha ao cliente após a abertura da garrafa, e muitos enólogos e bebedores experientes avaliam sua consistência, aspecto geral e aroma. Segundo historiadores, a apresentação da rolha servia no passado também para a prova de que o vinho era de determinado produtor, com o nome escrito nela. Essa forma de apresentação era uma ferramenta comercial para evitar a venda de vinhos artesanais e sem qualificação de origem nas estalagens e pequenos restaurantes da França.

Alguns produtores já usam rolhas plásticas para vedação das garrafas. Segundo eles, tais rolhas impossibilitam vazamentos, excluem oxigênio e não se contaminam com fungos. Os vinhos chamados "jovens" já começam a receber rolhas de plástico ou tampas rosqueadas, anunciando uma tendência.

Você sabe tirar a rolha do champanhe?

Alguns antigos relatos dizem que o verdadeiro cavalheiro deve saber tirar a rolha da garrafa de champanhe somente com uma das mãos e no

escuro, o que certamente é um atributo machista e bom tema para mesa de botequim. Para quem quer usar as duas mãos e em plena claridade, porém, recomenda-se que inicialmente retire o envoltório metálico que cobre a tela e a rolha. A tela, que está presa, deve ser tirada em movimento anti-horário. Os *experts* afirmam que devem ser seis voltas... A garrafa deve ser posicionada em 45 graus, para evitar que a rolha bata na sua boca ou nariz ou, pior, que parte do delicioso líquido se perca, como nas comemorações de vitória da Fórmula 1. A rolha deve ser segurada com a movimentação do dedão e do indicador, posicionados na parte superior. A seguir, a garrafa deve ser movimentada e girada de forma regular e no mesmo sentido.

Vitamina C

A vitamina C foi utilizada durante muito tempo para o tratamento do resfriado simples. Essa prática tornou-se popular após o químico Linus Pauling (1901-1994), duas vezes ganhador do Nobel, escrever um livro alegando que a vitamina C administrada em doses maciças preveniria e curaria a doença. Desde então, as vendas dessa vitamina aumentaram notoriamente.

Estudos confirmam que a administração de altas doses de vitamina C proporciona o aumento da eficiência física. Sabe-se que o esforço muscular diminui o teor desse componente em vários órgãos, principalmente no córtex da glândula suprarrenal, aconselhando-se o emprego dessa vitamina aos indivíduos submetidos a trabalho prolongado e exaustivo.

Quais os alimentos ricos em vitamina C?

Segundo um dos principais guias de recomendações em alimentação, o *Dietary Reference Intakes* (DRIs), a cota dietética recomendada de vitamina C é de 90 mg/dia para homens e 75 mg/dia para mulheres. Com essa dose, teremos a ingestão necessária a fim de garantir a manutenção quase máxima da concentração dos glóbulos brancos. A recomendação para idosos é a mesma do adulto jovem e para gestantes sugeriu-se um adicional de 10 mg de vitamina C, para garantir a necessidade do feto. As melhores fontes são as frutas, principalmente as cítricas, e as hortaliças.

Alimento	Vitamina C (mg/100 g)
Acerola	1677,5
Pimentão vermelho cru	190,0
Goiaba	184,0
Kiwi	98,0
Brócolis cru	93,2
Brócolis cozido	74,6
Maracujá	70,0
Papaia	61,8
Repolho cru	57,0
Morango	56,7
Laranja	53,2
Couve-flor crua	46,4
Limão	46,0
Caju	40,0
Mexerica (tangerina)	30,8
Melancia	29,0
Carambola	21,2

Vitamina C minimiza danos do cigarro

O nível de vitamina C nos fumantes é 40% mais baixo que nos não fumantes e pode ser normalizado por meio de suplementação. Segundo as recomendações científicas mais recentes, deve-se oferecer mais 35 mg/dia além da necessidade diária. Fumar danifica a microcirculação coronariana e interfere no fluxo sanguíneo do miocárdio. De acordo com estudos, foram administrados 3 g diários de vitamina C em fumantes, e os resultados foram satisfatórios em relação à melhora da circulação sanguínea cardíaca.

Referências

ARARUNA, F. Ortorexia, diagnóstico clínico e tratamento. **Revista Hebron Variedades**, n. 21, jan./fev. 2006.

ARTIFICIAL Sweeteners: No Calories... Sweet! **FDA Consumer Magazine**. v. 40, n. 4, July-August, 2006.

BASTOS, G. O beabá das panelas. **Revista da Folha**, São Paulo, 1 set. 2002.

BIBBINS-DOMINGO, K. et al. Projected effect of dietary salt reductions on future cardiovascular disease. **New England J. Med**. v. 362, n. 7, p. 590-599, 18 fev. 2010.

COLEMBERGUE, J. P.; GULARTE, M. A.; ESPÍRITO SANTO, M. L. P. Caracterização química e aceitabilidade da sardinha (*Sardinella brasiliensis*) em conserva adicionada de molho com tomate. **Alim. Nutr.**, Araraquara, v. 22, n. 2, p. 273-278, abr./jun. 2011.

CUNHA, A. G. da. **Dicionário Etimológico Nova Fronteira da Língua Portuguesa.** 2. ed. Rio de Janeiro: Nova Fronteira, 1986.

HE, Xiangjiu; LIU, Rui Hai. Triterpenoids Isolated from Apple Peels Have Potent Antiproliferative Activity and May Be Partially Responsible for Apple's Anticancer Activity. **J. Agric. Food Chem.** v. 55, n. 11, p. 4366-4370, maio 2007.

LEITE FAZENDA. A diferença entre os leites A, B, C e longa vida não está relacionada ao teor de gordura do leite. Disponível em: <http://www.leitefazenda.com.br/mitos.php?id=2>. Acesso em: 16 jul. 2012.

MÁRQUEZ, G. G. **Do amor e outros demônios.** 3. ed. Rio de Janeiro: Record, 1994.

MARTINS, S. L. C.; SILVA, H. F.; CARVALHO, M. R, KIYOMI ITO, M. Efeitos terapêuticos dos fitosteróis e fitostanóis na colesterolemia. **Archivos Latinoamericanos de Nutrición (ALAN),** v. 54, n. 3, p. 257-263, 2004.

MINISTÉRIO DA AGRICULTURA, PECUÁRIA E ABASTECIMENTO. Instrução Normativa nº 51, de 18 de setembro de 2002. Disponível em: <http://extranet.agricultura.gov.br/sislegis-consulta/consultarLegislacao.do?operacao=visualizar&id=8932>. Acesso em: 16 jul. 2012.

MIRA, G. S.; HANS G.; CÂNDIDO, L. M. B. Visão retrospectiva em fibras alimentares com ênfase em betaglucanas no tratamento do diabetes. **Braz. J. Pharm. Sci.**, v. 45, n. 1, mar. 2009.

OLDS, J. Centro de Prazer no Cérebro. In: MCGAUGH, J. L.; WEINBERFER, N.M.; WHALEN, R. E. **Psicobiologia**: as bases biológicas do comportamento. São Paulo: Polígono, 1970. p. 198-203.

RIQUE, A.; SOARES, E.; MEIRELLES, C. Nutrição e exercício na prevenção e controle das doenças cardiovasculares. **Rev. Bras. Med. Esporte.** v. 8, n. 6, Niterói, nov./dez. 2002.

SMITH-SPANGLER, C. M. et. al. Population strategies to decrease sodium intake and the burden of cardiovascular disease in the United States, a cost-effectiveness analysis. **Ann. Intern. Med**. v. 152, n. 8, p. 481-487, 2010.

STEINBERG, F.M.; BEARDEN, M.M.; KEEN, C. L. Cocoa and chocolate flavonoids: implications for cardiovascular health. **J. Am. Diet. Assoc.** p. 215-23, fev./2003.

SWITHERS, S. E.; DAVIDSON T. L. A role for sweet taste: calorie predictive relations in energy regulation by rats. **Behavioral Neuroscience.** v. 122, n. 1, p. 161-173, Purdue University, 2008.

TORRES, E. A. F. S.; CAMPOS, N. C.; DUARTE, M.; GARBELOTTI, M. L.; PHILIPPI, S.T.; RODRIGUES, R. S. M. Composição centesimal e valor calórico de alimentos de origem animal. **Ciência e Tecnologia de Alimentos.**

TORRES, E. A. F. S. et. al. Composição centesimal e valor calórico de alimentos de origem animal. **Ciência e Tecnologia de Alimentos.** v. 20, n. 2, p. 145-50, Campinas, maio/ago. 2000. Disponível em: <http://www.scielo.br/scielo.php?pid=S0101-20612000000200003&script=sci_arttext&tlng=pt>. Acesso em: 16 jul. 2012.

Sites de pesquisa

Sociedade Brasileira de Diabetes
http://www.diabetes.org.br/

World Health Organization
http://www.who.int/

Sociedade Brasileira de Cardiologia
http://www.cardiol.br/

IMEN – Instituto de Metabolismo e Nutrição
www.nutricaosaudavel.com.br

ABC dos Alimentos
http://www.abcdosalimentos.com/0/

Associação Brasileira de Nutrição
www.asbran.org.br

Slow Food
www.slowfood.com

Terra Madre
www.terramadre.info/

VNatura
www.vnatura.wordpress.com

OIKOS – Ministério Cristão de Apoio à Família
www.clickfamilia.org.br

NutriTotal
www.nutritotal.com.br

Rede de Agricultura Sustentável
http://www.agrisustentavel.com

Site do Dr. Dráuzio Varella
http://drauziovarella.com.br/